肿瘤精准放射治疗碳离子治疗丛书

技术分册

主　编　王俊杰　叶延程

副主编　祁　英　李万国

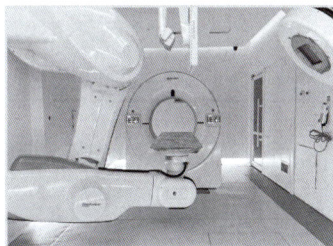

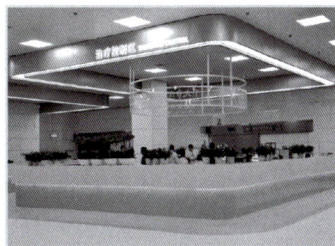

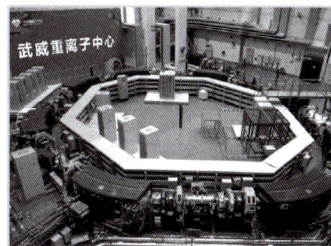

科学技术文献出版社
SCIENTIFIC AND TECHNICAL DOCUMENTATION PRESS

·北京·

图书在版编目（CIP）数据

肿瘤精准放射治疗碳离子治疗丛书．技术分册 / 王俊杰，叶延程主编． -- 北京：科学技术文献出版社，2024.12. -- ISBN 978-7-5235-2110-6

Ⅰ . R730.55

中国国家版本馆 CIP 数据核字第 2024LL4992 号

肿瘤精准放射治疗碳离子治疗丛书·技术分册

策划编辑：张　蓉　责任编辑：张　蓉　危文慧　责任校对：张　微　责任出版：张志平

出 版 者	科学技术文献出版社	
地　　址	北京市复兴路15号　邮编　100038	
编 务 部	（010）58882938，58882087（传真）	
发 行 部	（010）58882868，58882870（传真）	
邮 购 部	（010）58882873	
官 方 网 址	www.stdp.com.cn	
发 行 者	科学技术文献出版社发行　全国各地新华书店经销	
印 刷 者	北京地大彩印有限公司	
版　　次	2024年12月第1版　2024年12月第1次印刷	
开　　本	889×1194　1/16	
字　　数	149千	
印　　张	6.75	
书　　号	ISBN 978-7-5235-2110-6	
定　　价	68.00元	

版权所有　违法必究

购买本社图书，凡字迹不清、缺页、倒页、脱页者，本社发行部负责调换

王俊杰

主任医师、博士、博士研究生导师，
现任北京大学第三医院肿瘤放疗科
主任、北京大学医学部近距离治疗
与研究中心主任。

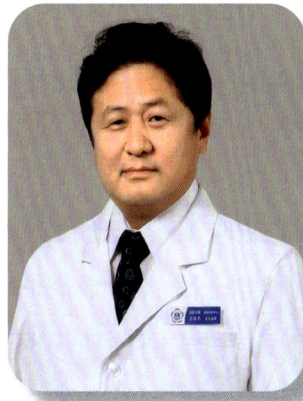

社会任职

现任中华医学会放射肿瘤治疗学分会主任委员、中国核学会近距离治疗与智慧放疗分会理事长、北京医学会放射肿瘤治疗学分会第九届主任委员。担任 *Advances in Radiotherapy & Nuclear Medicine* 主编，《中华放射医学与防护杂志》《中华放射肿瘤学杂志》副主编，*Brachytherapy* 编委。

学术成果

被称为"中国粒子治疗之父"，创新和发展了放射性粒子近距离治疗临床的内涵和应用范围，将 CT 引导技术全面引入放射性粒子植入治疗领域。主持或参与科技部重大专项基金项目 1 项，国家自然科学基金面上项目 3 项、重点项目 1 项，首都临床特色应用研究重点项目 1 项，首都医学发展科研基金项目 2 项，高等学校博士学科点专项科研基金项目 1 项。牵头组织编写中国放射性粒子治疗肿瘤专家共识 8 部，主编专著 10 部。其研究成果被美国近距离放射治疗学会和 NCCN 指南收录。

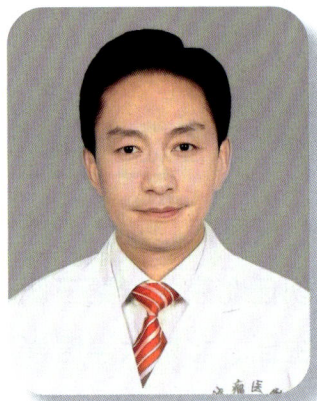

主编简介

叶延程

一级主任医（药）师、国家注册健康管理师、国家注册营养师，甘肃省武威肿瘤医院（甘肃省武威医学科学院）院长、甘肃省重离子医院院长。

社会任职

现任兰州大学兼职教授、甘肃省抗癌协会副理事长、中国生物医学工程学会精确放疗技术分会粒子束放疗技术学组委员会副组长、甘肃省营养学会肿瘤营养分会主任委员、甘肃省医师协会肿瘤多学科诊疗专业委员会副主任委员。

学术成果

带领团队建成中国首台重离子治疗系统并投入临床应用。主持各级各类重大科技项目 9 项，研发了"舒尔通口服液"等抗癌和其他新特药品 30 余种。获甘肃省科技进步二等奖 2 项、武威市科技进步一等奖 5 项。获国家专利 3 项，主编《碳离子放射治疗标准操作流程》等专著 5 部，发表 SCI 收录及中文核心论文 20 篇。获"2020 年度享受政府特殊津贴人员""甘肃省领军人才"等荣誉称号。

编委会

主　编

王俊杰　北京大学第三医院
叶延程　甘肃省武威肿瘤医院

副主编

祁　英　甘肃省武威肿瘤医院
李万国　甘肃省武威肿瘤医院

主　审

申文江　北京大学第一医院
任益民　台湾省怡仁综合医院

编　委
（按姓氏笔画排序）

王　郑	甘肃省武威肿瘤医院	张彬倩	甘肃省武威肿瘤医院
王开平	甘肃省武威肿瘤医院	陶鹏程	甘肃省武威肿瘤医院
达红军	甘肃省武威肿瘤医院	龚　瑞	甘肃省武威肿瘤医院
李文祺	甘肃省武威肿瘤医院	康凯丽	甘肃省武威肿瘤医院
李星瞳	甘肃省武威肿瘤医院	韩　甜	甘肃省武威肿瘤医院
杨晓龙	甘肃省武威肿瘤医院	鲁会祥	甘肃省武威肿瘤医院
杨晓东	甘肃省武威肿瘤医院	雷润宏	北京大学第三医院
吴晓思	甘肃省武威肿瘤医院		

序 言

　　肿瘤放射治疗学作为一门重要的临床治疗专业学科，在肿瘤治疗中占据相当重要的地位。

　　肿瘤放射治疗专业的从业人员应该包括医师、物理师、技师。国外物理师团队还可细分为剂量师和技师。物理师队伍中的技术专业人员，包括了专业技师。技师从事的专业工作主要有两个方面：一是熟练掌握治疗设备的使用步骤、程序；二是保证医疗设备的质量控制。第二个工作也是最重要的工作，包括对患者实施治疗、与临床医师进行配合、给予患者指导定位、勾画部分靶区、模拟定位、验证体位和剂量、固定患者、确定图像指引靶区的准确性，逐步准备精准无误之后方可操作设备并进行治疗。肿瘤放射治疗时应保证给予剂量与处方剂量无误。治疗实施的质量，与医师、物理师、技师的每个工作步骤直接相关。

　　近年来，质子重离子治疗在放射治疗领域迅猛发展，确实给放射治疗专业增加了有生力量，但也提出了更严峻的要求，必须配备高质量的专业团队，这支队伍除医师、物理师之外，更加重要的是要有一支高素质的技师队伍。

　　甘肃省武威肿瘤医院有幸成为首台国产碳离子加速器的使用单位，这一设备的功能与疗效举国瞩目，这也是对甘肃省武威肿瘤医院放射治疗专业队伍质量提升的一次全面考核。在最近5年中，这支专业团队团结一心，共同迎接崭新的任务，完满达到了预期目标。在临床治疗队伍中，应该表扬和奖励的是专业队伍中的技师队伍，这是一支有实干精神、肯于吃苦、踏实勤奋、任劳任怨、关爱患者、细致操作设备的年轻技师队伍。他们在工作中奋发图强，并且编撰了《肿瘤精准放射治疗碳离子治疗丛书：技术分册》。

　　撰写技术分册应该是碳离子临床治疗规范化过程中具有浓重色彩的一笔，写作内容如实反映了临床工作的真实性。碳离子治疗的物理学与生物学特殊性使该分册独具色彩，笔者中年轻人居多，初试牛刀，难免有缺陷，还请各位读者批评指正，以便再版时得到改正。

　　我有审阅殊荣，深感责任重大，但也因学识浅薄，力不从心，尚请海涵，谨谢笔者、读者。

北京大学医学部放射肿瘤学系终身教授

申文江

2023 年 6 月 1 日

前 言

放射治疗是肿瘤治疗的三大手段之一，它的作用和地位越来越被大众所认识。通过根治性放射治疗、姑息性放射治疗和辅助性放射治疗，约 70% 的癌症患者生活质量可得到改善。碳离子治疗技术是运用碳离子射线对肿瘤区域进行照射从而杀灭肿瘤细胞的治疗技术，是目前国际上最先进的肿瘤放射治疗技术。因其射线进入人体后存在"Bragg 峰"，相较常规 X 射线放射治疗技术，能更好地控制放射剂量在人体内的分布，可实现对病灶更加精准的治疗。

甘肃省武威肿瘤医院重离子中心具有中国科学院近代物理研究所研发的首台国产重离子肿瘤治疗设备，该设备的投入使用标志着我国成为全球第四个拥有重离子肿瘤治疗设备的国家。甘肃省武威肿瘤医院重离子中心自 2018 年开始临床试验，2020 年 4 月 1 日正式开诊，为了给临床工作提供指导，2019 年制定了《碳离子放射治疗标准操作流程》第一版，主要内容包括物理技术的操作流程。经过 3 年的临床应用实践，甘肃省武威肿瘤医院重离子中心积累了较多的临床经验，本次修订加入了近 2 年新开展的碳离子治疗技术和项目，如呼吸控制——高频振荡呼吸机技术、膀胱定量技术、乳腺癌固定技术等新的内容，扩展了碳离子治疗适应证和病种范围，升级优化了部分操作流程，同时较第一版更加翔实、细微。本套书是国内第一部相关碳离子领域的系列丛书，希望能够推动国产碳离子治疗技术进一步积极向前发展，为其他将要开展碳离子治疗技术的机构提供借鉴，为放射治疗医师、物理师、技师等提供更多的参考内容，愿大家开卷有益。今后我们将不断探索，总结经验，进一步完善更新。

由于碳离子射线有"Bragg峰"，为保证射线最大限度地照射肿瘤靶区而最低程度照射到肿瘤周边的正常器官，实现最佳放射治疗效果和最大限度地减少治疗相关不良反应，患者在放射治疗过程中的体位固定和摆位显得非常重要。随着CT、MRI、PET-CT、4DCT定位、图像配准及大孔径CT复位技术的开展，定位、摆位、配准、复位也越来越复杂化、精细化、科学化。只有不断创新，不断优化，为精准放射治疗提供更好的体位固定装置，同时让摆位、定位更精确、更高效，让患者有更好的舒适性和依从性，才能提高治疗精度，从而使定位、摆位不会变成碳离子治疗全流程的短板。编写《肿瘤精准放射治疗碳离子治疗丛书：技术分册》的目的是要求放射治疗技师严格按此规范进行操作，做到质量控制、质量保证。本书内容包括国产碳离子治疗设备和辅助器材的标准操作方法，碳离子治疗全程详细的操作流程，碳离子治疗技术的常见部位、常见病种的体位固定方法及特殊部位、特殊病种的体位固定方法，各类定位装置的使用操作方法。在辅助系统标准操作篇中详细说明了碳离子治疗患者位置确认标准操作流程、碳离子治疗系统终端（TCS V2.0）标准操作流程、碳离子磁共振定位标准流程、HIMM-1.0碳离子治疗系统（OIS V2.0）排程标准操作流程等内容。HIMM-1.0碳离子治疗终端TCS V2.0治疗控制系统是放射治疗系统中的中央系统，可与肿瘤治疗方案无缝结合，用于管理、成像、加速器控制和剂量输送等，可随时进行调整和升级，以适应新技术的发展。本书具有前沿性、实用性，可使操作者明晰影响放射治疗质量的关键性因素，使碳离子治疗的优点得到最大限度的发挥，为推动提高碳离子治疗技术整体水平，实现同质化、均质化和标准化治疗做出贡献。

　　本书在撰写过程中，虽经反复斟酌和修改，但难免仍存不足之处，诚望广大同仁批评指正，提供宝贵意见，以便再版时加以更正、修改完善。

2023 年 5 月 30 日

目　录

第一篇

碳离子治疗患者体位固定

第一章 颅内肿瘤患者体位固定

一、颅内肿瘤患者体位固定设备

trUpoint ARCH 既可用于立体定向放射治疗和立体定向放射手术期间头颈各部在体外放射治疗过程中的制动、定位及重新定位，还可用于图像采集时头部的制动和定位，以帮助制定采用计算机体层成像（computed tomography，CT）及磁共振成像（magnetic resonance imaging，MRI）系统的治疗方案。

二、trUpoint ARCH 基板

基板由 PMMA 材料制成，为白色透明的头颈肩治疗板，设置有可固定于 Lok-Bar 的固定孔。使用时放置于已固定 Lok-Bar 的治疗床面上即可。

Lok-Bar 为碳纤维材料制成，符合碳离子治疗材料的要求（表 1-1-1）。

表 1-1-1 Lok-Bar 基本参数

英文名	Prodigy™2	Inter loc®
类型	小凸球卡槽	大凹槽卡槽
间距	7 cm	14 cm
适用范围	治疗室 CIVCO 床板	CT 室 SIEMENS 床板

三、船形头枕制作流程

船形头枕的制作较复杂，可以分解开来，按顺序依次完成。总体来讲，可分为两个部分：压印泡沫枕体的固定和头枕热塑膜的固定。

1. 压印泡沫枕体的固定

泡沫枕体为橘黄色软泡沫塑性头枕，因为头部压力对头枕形成的形变不可恢复，所以可记忆头部形状，更好地固定头部。该器械设置有若干卡扣，在 PMMA 基板上有完全适合头枕固定的卡槽。

2. 头枕热塑膜的固定

（1）向水箱中注入足以淹没热塑膜厚度的水，加热至 75℃。

（2）将压印泡沫枕体、固定器和基座组件放置在定位装置上。

（3）在不压缩泡沫的情况下，对患者预定位，以使患者的头部枕在头部支架所需的位置。

（4）将头枕热塑膜放在水箱中 1 分钟左右，取出时查看热塑膜有无大面积的硬块存在。

（5）用干毛巾除去热塑膜上多余的水分。

（6）将热塑膜连接到固定器上。

（7）按照预定位时的经验，将患者的头部固定在船形头枕上。

（8）向患者的前额施加一定的压力，确保患者头部与船形头枕贴合。

⊞ 四、咬合托盘及热塑膜面罩制作流程

1. 咬合托盘制作流程（图 1-1-1）

（1）根据患者自身的情况，选择合适的咬合托盘。

（2）用牙胶枪在咬合托盘的凹槽内打入适量的牙胶。

（3）牙胶填充完毕后，快速将咬合托盘置入患者的口中，确保托盘的凹槽向上且患者的上颚牙齿完全陷入咬合托盘凹槽的牙胶中，让患者保持最舒适的口型，等待 3 分钟左右即可将固化成型的咬合托盘取出。

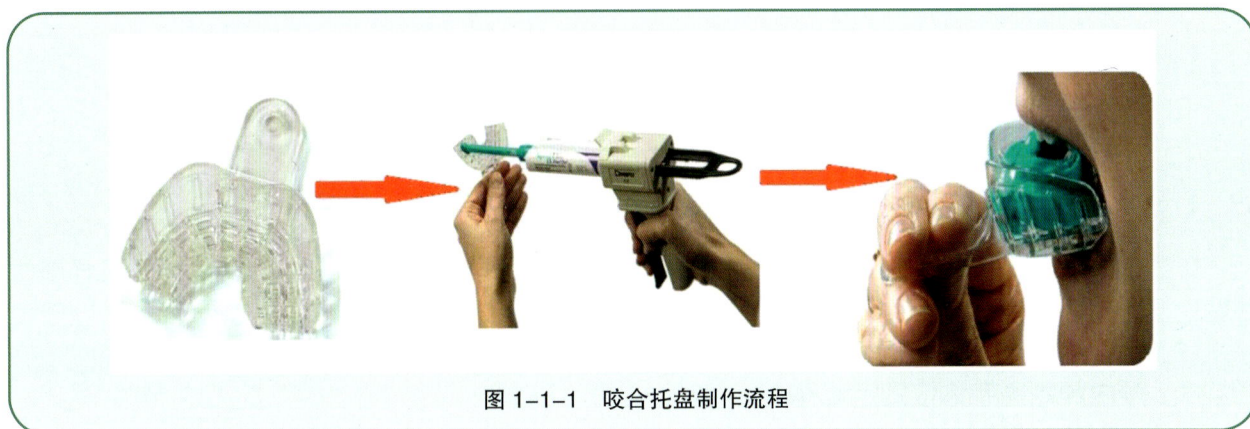

图 1-1-1　咬合托盘制作流程

2. 热塑膜面罩制作流程

（1）将热塑膜置于水温为 75℃ 的水箱中，浸泡约 1 分钟。

（2）取出软化的热塑膜，用毛巾轻触，除去多余的水分。

（3）触摸热塑膜无烫感时，扣于患者面部，在冷却的过程中要严密观察患者的头部，叮嘱患者切勿移动头部。

⊞ 五、trUpoint ARCH 相关操作

1. trUpoint ARCH 设置

（1）调节框架臂上的大旋钮至反方向，并拧紧旋钮。

（2）调节鼻根组件臂上的中旋钮至 180°。

（3）调节咬合组件臂上的中旋钮至 180°，并拧紧旋钮。

（4）将组件滑出组件臂，使用组件臂上侧的小旋钮重新装上组件。

（5）确保咬合组件上的黑色拉杆未锁定，将咬合杯放在咬合组件中，锁紧黑色拉杆。

2. 鼻根组件初始设置

（1）将鼻根垫连接到鼻根杆。

（2）将鼻根组件放到最高位置并拧紧小旋钮。

（3）松开组件臂上的中旋钮，并将其从弓形架中滑出，拧紧旋钮。

（4）将基座固定锁保持在完全向上的位置，并通过将定位插销插入颈部位置的孔中，将 trUpoint

ARCH 安装到基板。

（5）将基座固定锁向下推以紧固。

3. 咬合杯初始设置

（1）解锁咬合组件上的黑色拉杆，首次设置前，松开咬合组件上的小旋钮和咬合组件臂上的中旋钮。

（2）将咬合托盘放入患者口中，将咬合杯直接放在咬合托盘杆上方，朝咬合杯方向滑动咬合组件，获得所需的直线位置，然后调整咬合组件臂到所需的角度，拧紧咬合组件上的小旋钮和组件臂上的中旋钮。

（3）调整咬合杯到所需的垂直位置，并锁住咬合组件上的黑色拉杆。

（4）将牙胶注入咬合托盘杆周围的咬合杯，确保牙胶完全填满咬合杯底部，等待牙胶完全固化。

4. 调节鼻根组件

（1）松开鼻根组件上的小旋钮。

（2）将鼻根垫放在患者的鼻梁接合处的下部弓上，最后进行垂直调节。

5. 填写 trUpoint ARCH 参数记录单

在整个 trUpoint ARCH 设置及制作完成后，将该患者所使用的 trUpoint ARCH 所有参数进行详细的记录。

六、颅内肿瘤患者体位固定流程

颅内肿瘤患者体位固定流程见图 1-1-2。

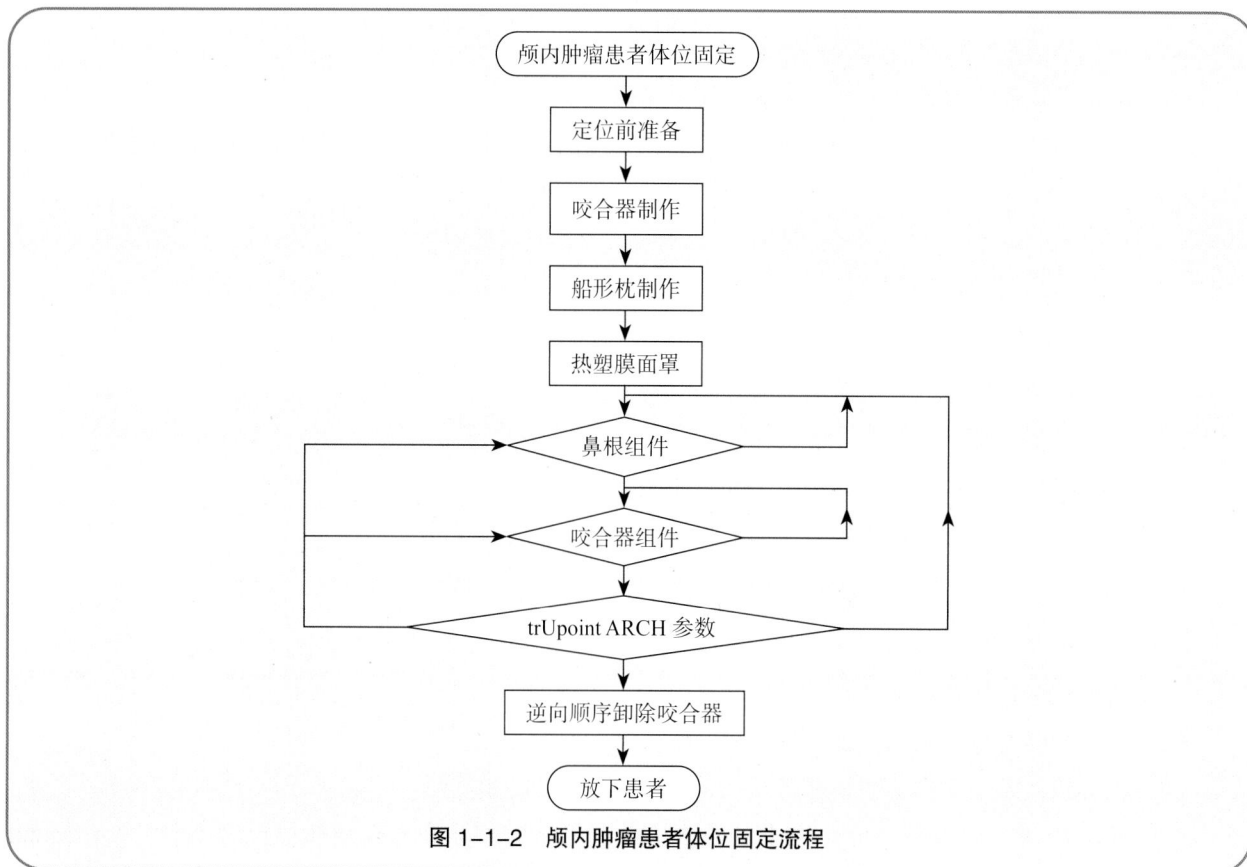

图 1-1-2　颅内肿瘤患者体位固定流程

第二章　头颈部肿瘤患者俯卧位体位固定

一、头颈部肿瘤碳离子治疗的定位特点

碳离子治疗系统是固定束放射治疗，无旋转机架，机架只有水平和垂直两个角度，因此不能按照常规头颈部放射治疗只采用仰卧位的固定方式。脑转移患者病灶位于枕叶或者枕叶附近时，根据计划剂量分布经验，为了保护患者更多的正常组织，确保治疗达到最优化，在治疗前定位时，会采用俯卧位。对于其他部位脑肿瘤患者，为了能在设计计划中避开视神经、晶状体等危及器官，且经过的正常脑组织最少，也会采用俯卧位。部分患者因为病情无法仰卧，也会采用俯卧位，其可以增加患者舒适性和耐受性，以保证体位固定的精准性。

二、底板固定

（1）将固定底板的固定条 Lok-Bar 放置在定位床上。

（2）采用图 1-2-1 的底板固定方式，将头颈肩板固定，固定时要将头侧超出床面 30 cm，预留患者呼吸的空间。

三、面部塑形

（1）患者取仰卧位平躺于床面，确保患者躺平躺正，双眼自然闭合，将无孔热塑膜置于 75℃水箱。

（2）患者眼睛垫薄纱布，用热塑膜对患者面部进行塑形。

（3）待热塑膜冷却，按患者面部特征，裁剪出面部模具，并掏空嘴部区域（图 1-2-2）。

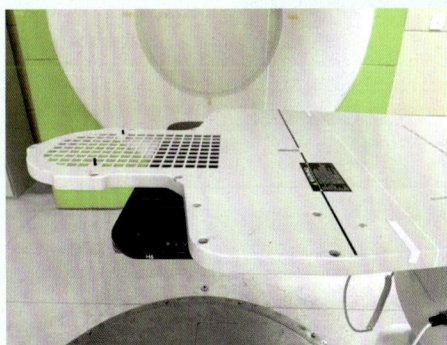

图 1-2-1　固定底板设置

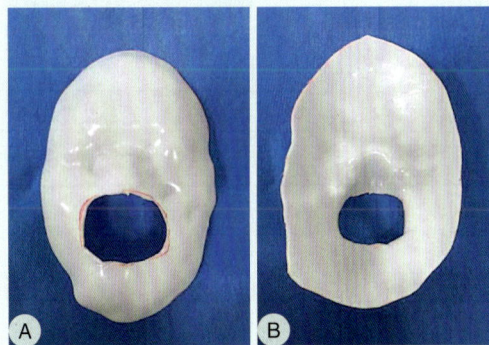

图 1-2-2　面部塑形膜

四、定位设置

（1）放置发泡胶专用定位框及梯形板于头颈肩板的固定位置（图 1-2-3A）。

（2）在定位框内放置蓝色防水布，开口端朝上，将蓝色防水布铺平，内放置一块梯形泡沫板（图 1-2-3B）。

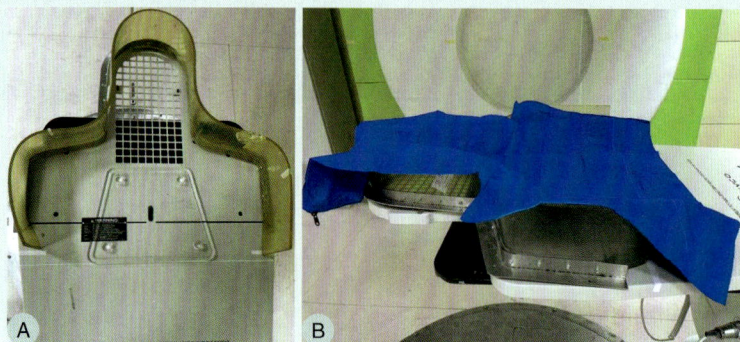

A. 定位框设置；B. 定位袋设置。

图 1-2-3 头颈部肿瘤患者俯卧位定位设置

五、发泡胶模具制作

（1）将发泡胶固定袋置于头颈肩板，将面部模具镶嵌于固定袋内，患者俯卧于固定袋，确保贴合模具。

（2）将 A、B 胶混合，倒入发泡胶固定袋内，进行模具制作。

（3）等待 5 分钟后，患者起身，按照患者需求裁出发泡胶的口鼻呼吸孔，并进行修剪，保证贴合舒适（图 1-2-4）。

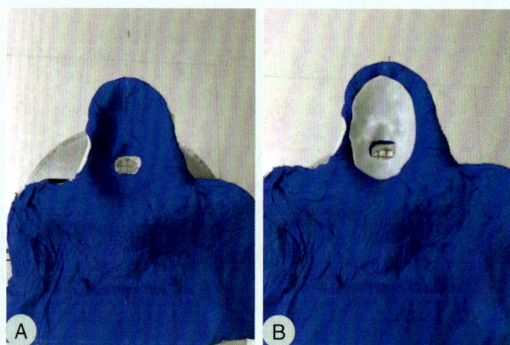

图 1-2-4 头颈部俯卧位定位发泡胶模具

六、头颈肩膜制作

（1）患者再次俯卧于发泡胶模具内，脸部贴合热塑膜。将头颈肩膜置于 75℃ 水箱。

（2）使用头颈肩膜对颅顶、颈、肩部等进行塑形。

（3）待模具冷却，扶患者下床，贴标签信息，做好登记。

七、患者定位

（1）按照主管医师要求，明确扫描范围、扫描层厚度、扫描方式及其他特殊要求，进行 CT 扫描。

（2）CT 扫描完成后，测量 3 个金属标记点是否在同一层面，左右两侧金属标记点是否在同一水平。

（3）定位结束取下热塑膜，将患者安全扶下定位床。

八、头颈部肿瘤患者俯卧位体位固定流程

头颈部肿瘤患者俯卧位体位固定流程见图 1-2-5。

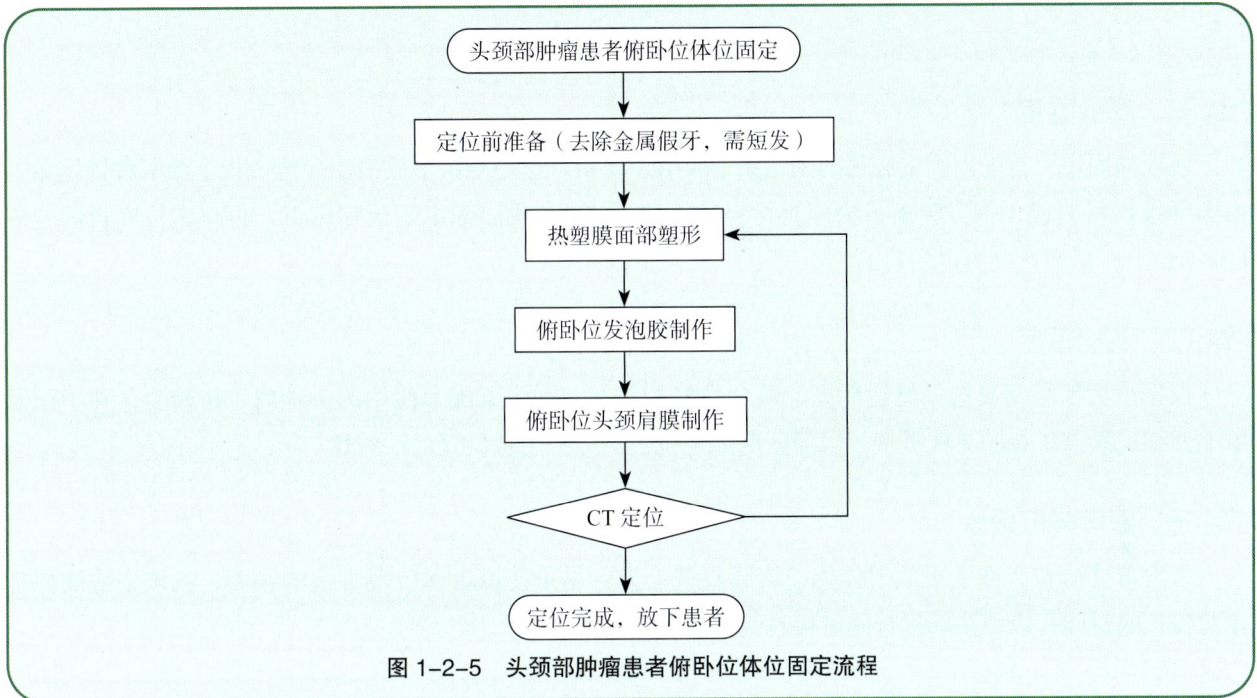

```
┌─────────────────────────────┐
│   头颈部肿瘤患者俯卧位体位固定   │
└─────────────────────────────┘
              │
              ▼
┌─────────────────────────────┐
│  定位前准备（去除金属假牙，需短发）  │
└─────────────────────────────┘
              │
              ▼
┌─────────────────┐
│   热塑膜面部塑形    │◄────────┐
└─────────────────┘          │
              │              │
              ▼              │
┌─────────────────┐          │
│   俯卧位发泡胶制作   │          │
└─────────────────┘          │
              │              │
              ▼              │
┌─────────────────┐          │
│   俯卧位头颈肩膜制作  │          │
└─────────────────┘          │
              │              │
              ▼              │
          ◇─────────◇        │
          │  CT 定位  │───────┘
          ◇─────────◇
              │
              ▼
┌─────────────────┐
│   定位完成，放下患者  │
└─────────────────┘
```

图 1-2-5　头颈部肿瘤患者俯卧位体位固定流程

第三章　头颈部肿瘤患者仰卧位体位固定

一、底板固定

底板的固定，首先由固定底板的固定条 Lok-Bar 开始。这是专用于放射治疗定位板上的一种锁定条，由碳纤维材料制成，符合碳离子治疗对材料的要求。将 Lok-Bar 固定于治疗床上，再将定位底板固定于 Lok-Bar 上，从而达到固定的目的。

二、头枕固定

根据患者实际情况选择舒适性高、贴合性好的头枕，固定于配套使用的头颈肩定位板上，并于记录单上详细记录该患者的头枕类型，以保证后期定位及治疗中患者位置的一致性。

三、患者体位确认

患者取仰卧位，双手平放于体侧，双眼直视上方。尽量使患者保持最舒适的躺姿，且该姿势能保持相对较长的时间，以便技师进行固定模具制作（图 1-3-1）。

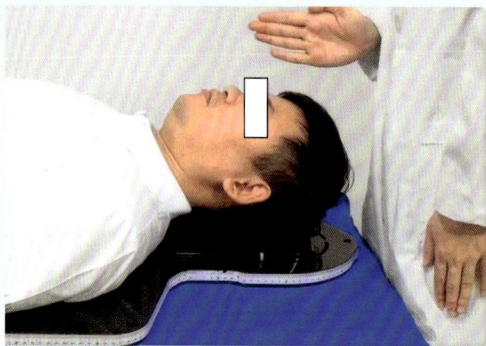

图 1-3-1　头颈部肿瘤患者仰卧位定位患者体位确认

四、热塑膜制作

（1）取出专用的头颈部热塑膜置于 75℃ 的水箱中，加热时间约 1 分钟。
（2）取出软化的热塑膜，用毛巾轻触，除去多余的水分。
（3）按照图 1-3-2 的方式，进行热塑膜的制作。
（4）待热塑膜固化成型。
（5）记录 Lok-Bar 位置参数、头枕的类型、热塑膜的类型等信息于固定模具上。

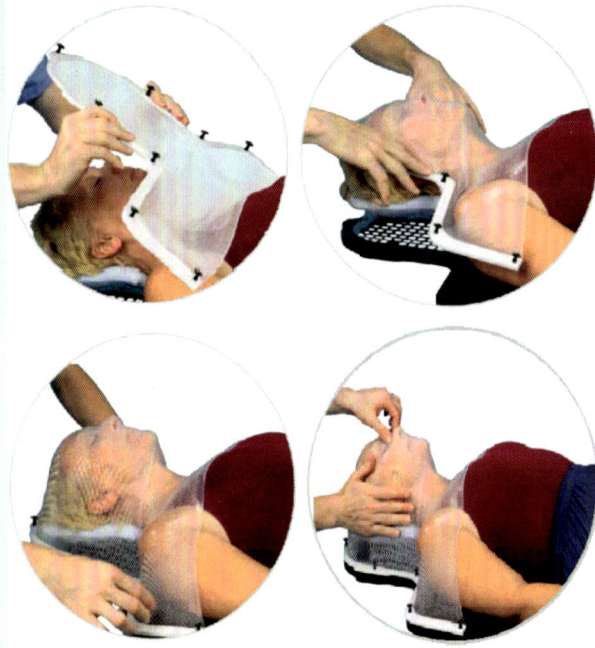

图 1-3-2　热塑膜面罩制作流程

第四章　头颈部肿瘤患者发泡胶体位固定

一、发泡胶体位固定的特点

　　头颈部肿瘤患者受其自身的影响，如头部及颈部危及器官较多，逻辑关系较为复杂，且颈部肩膀的动度相对较大，在定位时固定较为困难。故在碳离子治疗的过程中，为保证治疗的精准性、舒适性，综合考察研究，引进发泡胶配合放射治疗，用患者体位固定袋进行头颈部肿瘤患者的体位固定，保证碳离子治疗的精度。

二、底板固定

1. 模型固定

　　使用 Lock-Bar 固定头颈肩板于治疗床面后，再在头颈肩板上固定发泡胶专用的头部仰卧位模型。

2. 体位固定袋设置

　　模具内放蓝色防水布，开口端朝上，将蓝色防水布铺平，内放置一块梯形泡沫板（薄面向上顶住模具），并用双面胶固定，完成后让患者先试躺，确定大致位置。产品由袋体、铝箔袋、发泡胶 A 和发泡胶 B 组成。

三、发泡胶制作

　　（1）将制模药水 100 mL、催化剂 100 mL 倒入同一个瓶中，充分混匀。

　　（2）将混合后的药水均匀地洒在防水布内，泡沫板上只留少许，防止头部膨胀太高，如未洒均匀，可用手铺平，并将内部空气排出。制模药水成型较慢，需有足够的时间。

　　（3）患者躺下，保证头部要躺正躺直。

　　（4）用双手将防水布开口处折叠封闭压在模具外侧，直到模具变硬成型，需要 12 ~ 15 分钟。

　　（5）切割修剪模具，将模具不规则处切掉，使整个模具美观规整。

四、热塑膜制作

　　（1）取出专用的头颈部热塑膜置于 75℃ 的水箱中，加热时间约 1 分钟。

　　（2）取出软化的热塑膜，用毛巾轻触，除去多余的水分。

　　（3）按照标准流程制作的方式，进行热塑膜的制作。

　　（4）待热塑膜固化成型。

　　（5）记录 Lok-Bar 位置参数、头枕的类型、热塑膜的类型等信息于固定模具上。

五、头颈肩膜制作与固定

　　（1）放置头颈肩板，Lok-bar 固定，上面放置模具。

　　（2）在头颈肩板上放置固定杆。

　　（3）模具内放置蓝色防水布，开口端朝上，将蓝色防水布铺平在头颈肩板上，并用透明胶将防水布固定在头颈肩板上。防水布两侧向下折叠并压在防水布下。防水布内侧下部放置梯形泡沫板，背部放置一块长泡沫塑料板，宽度不超过防水布底部到自制固定杆的距离，头部放置一块较大的泡沫板，并都用双面胶固定在防水布内，背部泡沫板的薄面朝下，头部泡沫板的薄面朝上。完成后让患者先试躺，确定大致位置（图1-4-1）。

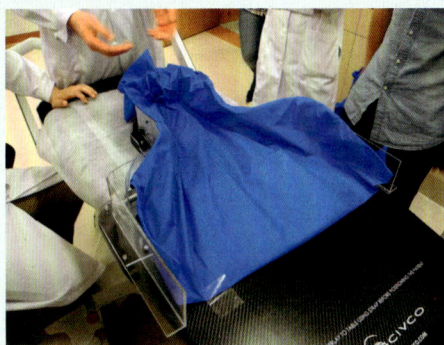

图1-4-1　头颈部肿瘤患者仰卧位定位发泡胶布袋设置

（4）药水300～350 mL，催化剂300～350 mL，将其混合摇匀。

（5）将混合后的药水倒入蓝色防水布内，泡沫板上只留少许，并用手整理，使其适量地分布在内部各处，并将内部空气排出。

（6）患者躺下，保证患者整体躺正躺直。

（7）用双手将防水布开口处折叠封闭压在模具外侧，直到模具变硬成型，需要12～15分钟。

（8）切割模具，只需将头部不规则处切掉，使模具美观规整（图1-4-2）。

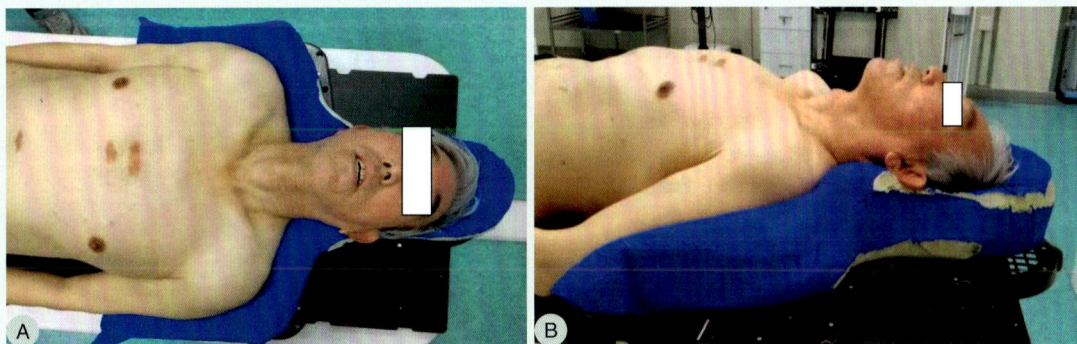

图1-4-2　头颈部肿瘤患者仰卧位定位发泡胶模具

（9）再次将模具固定在固定杆上，患者重新躺下，制作头颈肩热塑膜面罩。

（10）模具和面罩上标注患者信息及使用的固定杆信息。

六、头颈部肿瘤患者发泡胶定位流程

头颈部肿瘤患者发泡胶定位流程见图1-4-3。

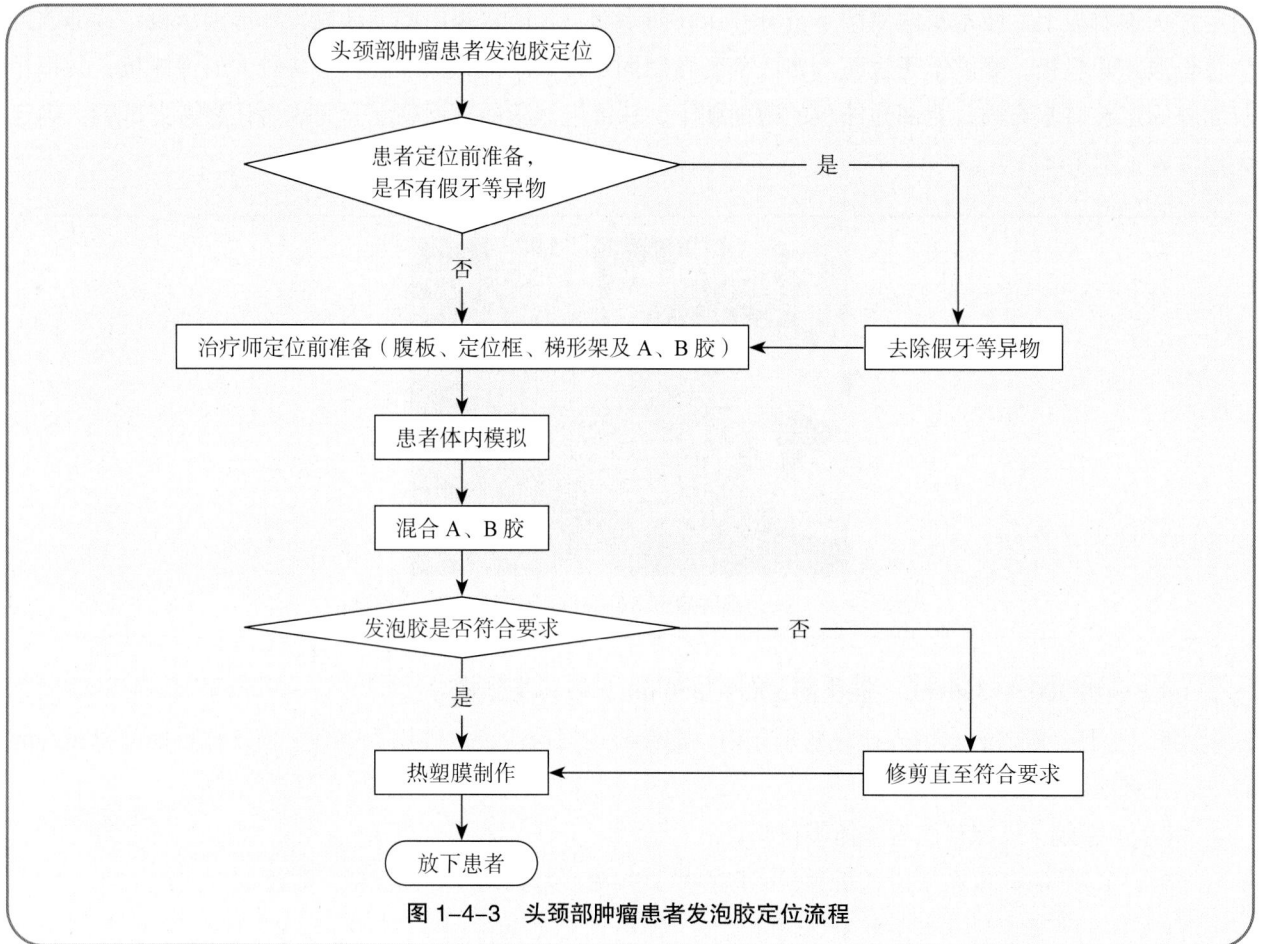

图 1-4-3 头颈部肿瘤患者发泡胶定位流程

第五章　胸、腹、盆腔部肿瘤患者体位固定

一、全身固定的意义

　　腹部肿瘤患者的体位固定相对头颈部和胸部较为简单，采用与传统光子放射治疗相同的固定模式及技术，但是考虑到碳离子治疗较为精准，故采用全身型真空负压袋及无网孔热塑膜。全身的固定能提高碳离子治疗的精确度。

　　由于盆腔部肿瘤患者治疗部位在身体中下段，患者体位固定一般采用头先进仰卧位、头先进俯卧位、头先进左侧卧位或头先进右侧卧位。选择束流穿射正常组织距离最短的体位，不仅有利于提高放射治疗的精确性，而且有利于减少盆腔、下腹部肠道、双肾、膀胱、股骨头等器官的受照剂量，减少正常组织的不良反应。

　　胸、腹、盆腔部肿瘤患者的体位固定大致可分为两步：真空负压袋塑形、热塑体膜塑形。

二、真空负压袋制作

　　（1）锁定真空负压袋到 Lok-Bar 条。

　　（2）进行患者预定位，患者取仰卧位，躺在真空负压袋上，调整患者的体位和头枕，使其较为舒适。

　　（3）真空负压袋制作步骤如下。

　　1）患者仰卧于负压袋中间，卷起边缘部分，使其紧贴于患者两侧。

　　2）初步塑形后抽真空。

　　3）制作完成后记录患者的信息，以及真空袋气压、患者头枕型号、Lok-Bar 参数等信息（图 1-5-1）。

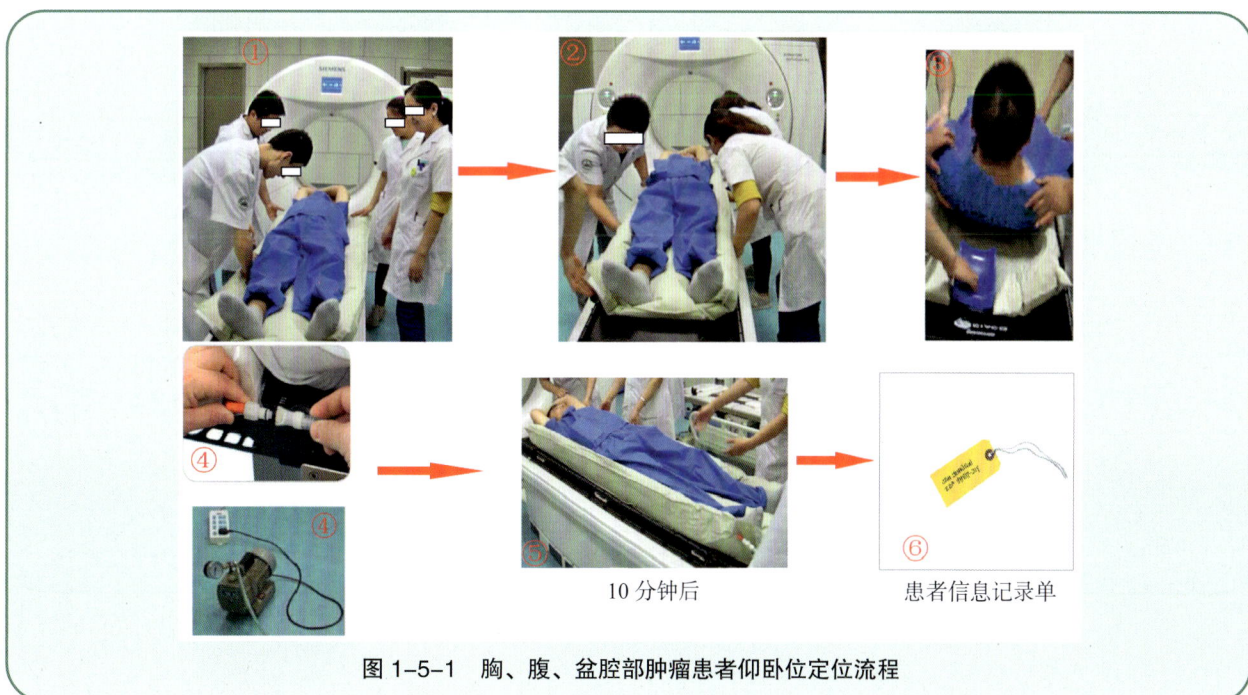

10分钟后　　　　患者信息记录单

图 1-5-1　胸、腹、盆腔部肿瘤患者仰卧位定位流程

三、热塑体膜制作

（1）将准备好的腹膜放入 75℃ 恒温水箱中，使其软化。

（2）根据患者腹部病灶的位置趁热将腹膜固定在患者身上（图 1-5-2）。

（3）待体膜冷却硬化后将其取下。

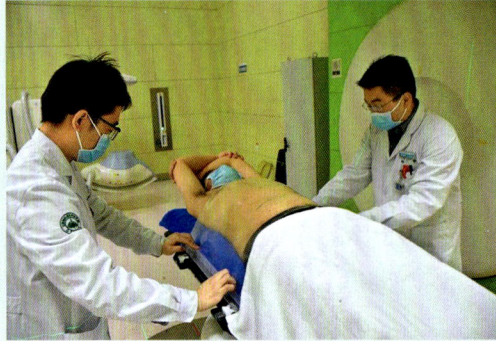

图 1-5-2　胸、腹、盆腔部肿瘤患者仰卧位定位热塑体膜制作

四、胸、腹、盆腔部肿瘤患者体位固定流程

胸、腹、盆腔部肿瘤患者体位固定流程见图 1-5-3。

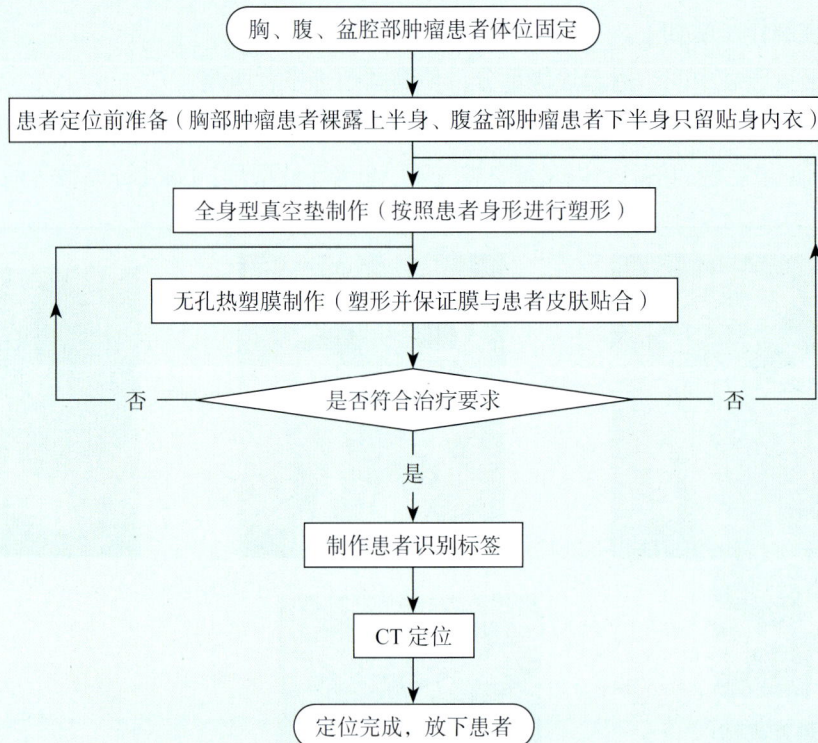

图 1-5-3　胸、腹、盆腔部肿瘤患者体位固定流程

第六章　乳腺癌患者体位固定

⊞ 一、碳离子治疗乳腺癌的位置不确定性

乳腺在胸壁表面活动度较大，使得肿瘤位置的不确定性增大，限制了肿瘤的照射剂量和精度。因此，控制乳腺运动，能显著减小肿瘤的运动幅度，缩小照射野，从而提高肿瘤内的放射治疗剂量，并减少邻近正常组织器官的受照剂量。

⊞ 二、乳腺定位装置的原理

针对不同患者的乳腺为其加工定制个体化乳腺定位圈，结合乳腺定位圈的尺寸，再个体化加工乳腺定位带，使得定位圈与定位带高度匹配达到固定乳腺的效果。

根据患者乳腺形态画线标记（图1-6-1）。

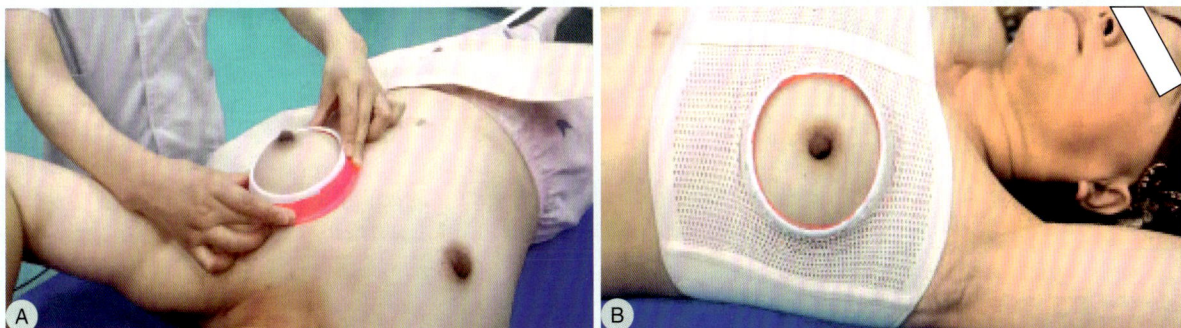

A.选择合适尺寸的定位圈；B.乳腺定位带设置。

图1-6-1　乳腺癌患者体位固定

⊞ 三、患者定位

1.患者定位前准备

提前使用患者的专属定位圈、定位带将其乳腺固定并做好标记线（图1-6-2）。

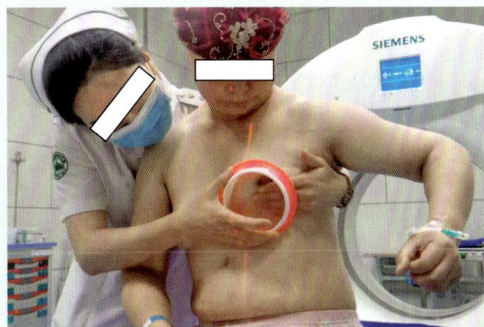

图1-6-2　工作人员放置乳腺定位圈

2. 患者模拟定位（图 1-6-3）

（1）在模拟机上患者行水平仰卧位，调整患者位于负压袋正中，双手置于头顶。

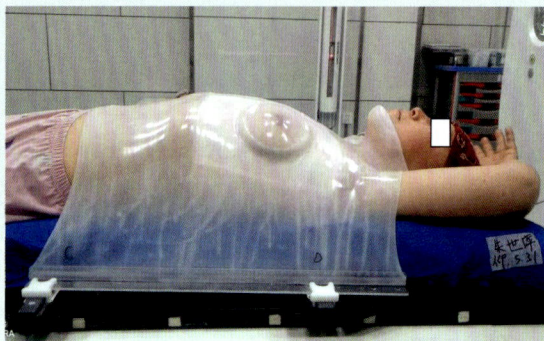

图 1-6-3　乳腺癌患者模拟定位

（2）使用热塑膜固定，无自然变形时将模具取下。

（3）利用激光灯对好体位固定板、负压袋和患者体表标记线。

（4）模拟 CT 扫描范围上界为环状软骨，下界至肝区下缘，扫描层间距为 3 mm。

第七章 发泡胶个体化体位固定

四肢部肿瘤患者的体位固定在放射治疗中有着非常重要的地位,从光子放射治疗到碳离子治疗,四肢部都是固定难度较大、定位精度较差的,从而治疗效果不佳。尤其是碳离子治疗,对摆位误差的要求非常高,摆位的精准性与治疗效果直接相关,且成正比。

一、底板固定

1. Lok-Bar

底板的固定,首先由固定底板的固定条 Lok-Bar 开始。这是专用于放射治疗定位板上的一种锁定条,由碳纤维材料制成,符合碳离子治疗的材料要求。

2. 体位固定袋设置

模具内放蓝色防水布,开口端朝上,将蓝色防水布铺平,内放置一块梯形泡沫板(薄面向上顶住模具),并用双面胶固定。完成后让患者先试躺,确定大概位置。产品由袋体、铝箔袋、发泡胶 A 和发泡胶 B 组成。

二、发泡胶制作

(1)将制模药水 100 mL、催化剂 100 mL 倒入同一个瓶中,充分混匀。

(2)将混合后的药水均匀地洒在防水布内,泡沫板上只留少许,防止头部膨胀太高,如未洒均匀,可用手铺平,并将内部空气排出。制模药水成型较慢,需有足够的时间。

(3)患者躺下,保证头部要躺正躺直,这是初期的预摆位,并保证头部两侧的距离与模具两侧间隙大致相等。

(4)用双手将防水布开口处折叠封闭压在模具外侧,直到模具变硬成型,需要 12 ~ 15 分钟。

(5)切割修剪模具,将模具不规则处切掉,使整个模具美观规整,并且需充分考虑热塑膜制作,切割遮挡热塑膜制作的多余发泡胶(图 1-7-1)。

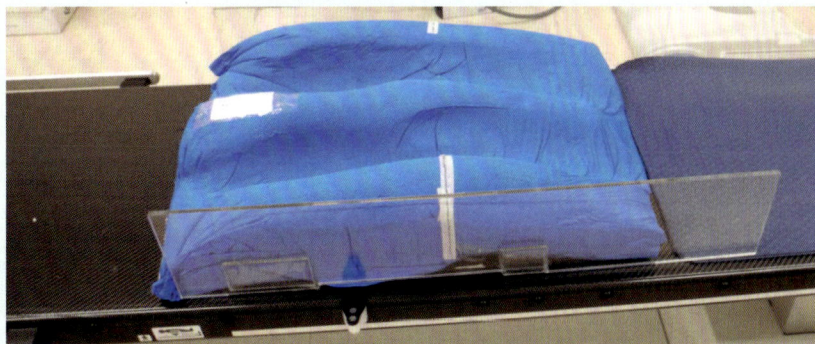

图 1-7-1 个体化大腿部位定位发泡胶模具

三、热塑膜制作

（1）取出专用的无孔热塑膜置于 75℃的水箱中，加热时间约 1 分钟，时间过长或过短都会对热塑膜的正常使用有较大的影响。烫制时间过长会导致热塑膜质软，容易粘贴到水箱内壁上，导致热塑膜报废；烫制时间过短会导致热塑膜没有充分烫软，进行体位固定时无法拉开。

（2）取出软化的热塑膜，用毛巾轻触，除去多余的水分。

（3）按照标准流程制作的方式，进行热塑膜的制作。

（4）待热塑膜制作完成后，所有的四肢部固定模具已完成。最后务必将患者的详细信息记录于固定模具上，包括患者使用过的 Lok-Bar 位置参数、体位固定板各项参数的类型、热塑膜的类型等（图 1-7-2）。

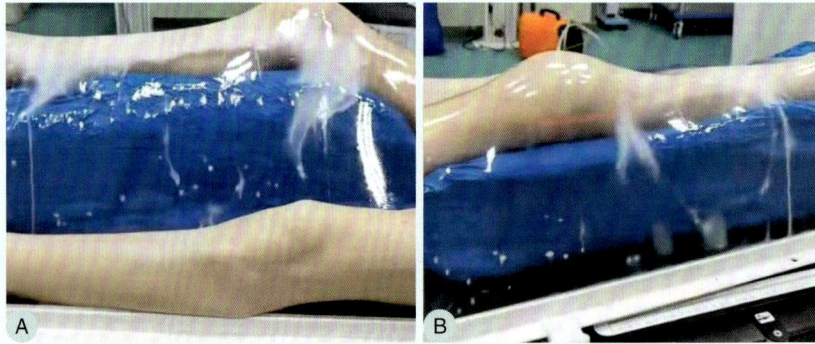

图 1-7-2　热塑膜制作

第二篇

碳离子治疗患者摆位流程及图像配准

第八章 颅内肿瘤患者摆位流程

颅内肿瘤患者摆位流程如下。

（1）根据患者信息，找出患者的面罩、颚部模具、头部框架、头枕。

（2）呼叫患者进入准备间。

（3）技师核对患者信息。

（4）患者更换衣服。

（5）辅助患者躺到床上。

（6）根据体表标记将膜固定。

（7）含入颚部模具（图2-8-1A）。

（8）放置头部框架（图2-8-1B）。

（9）模具固定完毕（图2-8-1C）。

（10）患者摆位完成后，将患者和数字X射线摄影（digital radiography，DR）设备共同移动至治疗等中心处（图2-8-1D）。

（11）颅内肿瘤患者碳离子治疗标准操作流程见图2-8-2。

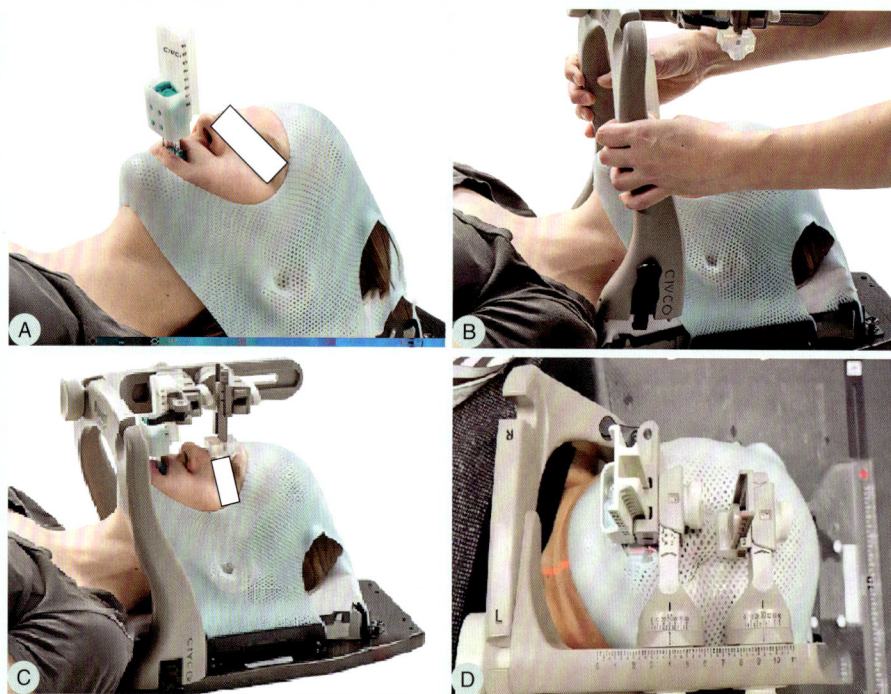

A.含入颚部模具；B.放置头部框架；C.模具固定；D.移动DR设备。

图2-8-1 颅内肿瘤患者摆位流程

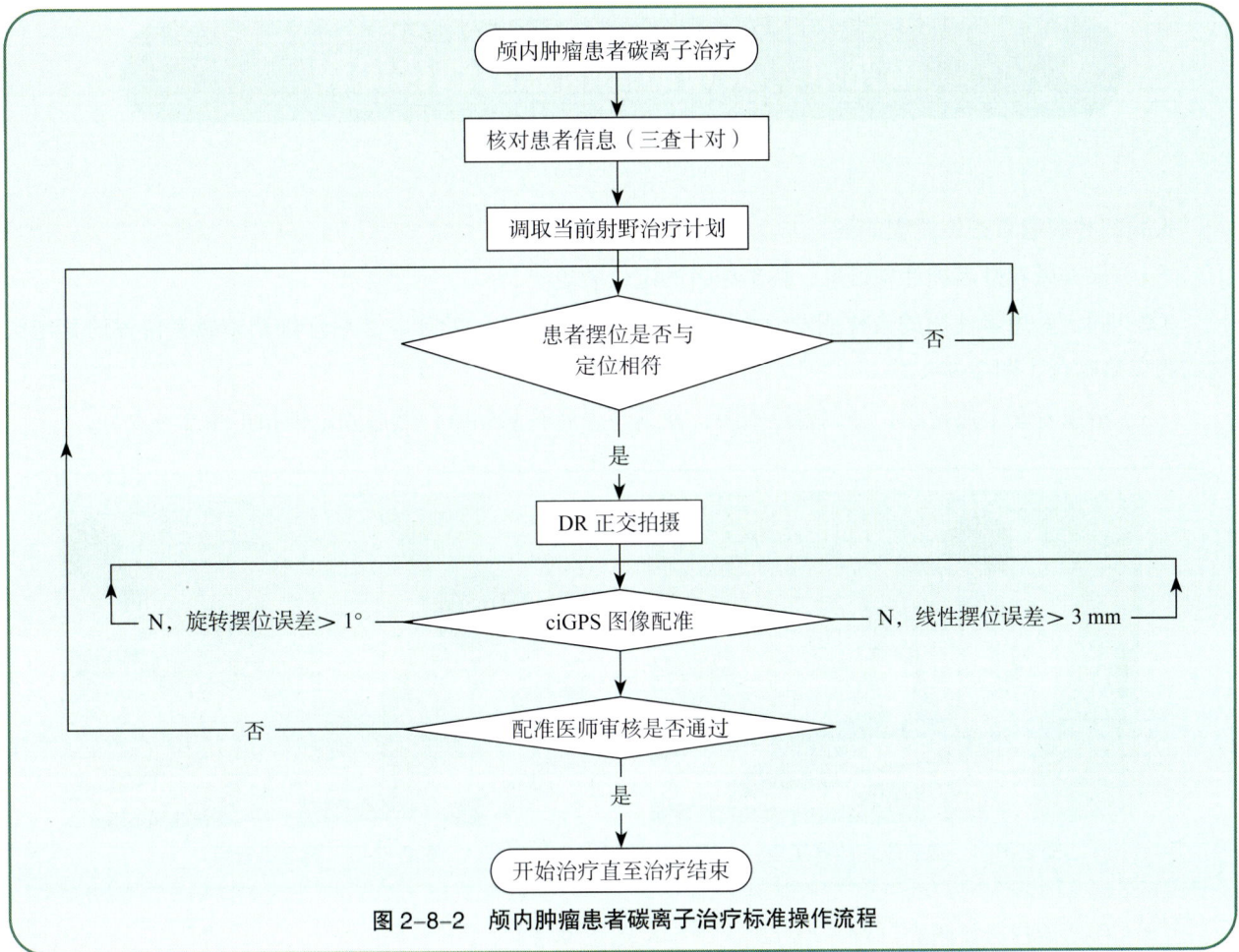

图 2-8-2　颅内肿瘤患者碳离子治疗标准操作流程

第九章　头颈部肿瘤患者摆位流程

头颈部肿瘤患者摆位流程如下。

（1）根据患者姓名和计划信息，找出患者的定位装置。

（2）固定好患者使用的头枕或发泡胶固定垫，辅助患者上治疗床，然后仔细调整患者位置使其与头枕或固定垫吻合（图2-9-1）。

（3）给患者套上热塑膜，并调整热塑膜，使其与患者轮廓贴合，然后固定锁扣（图2-9-2）。

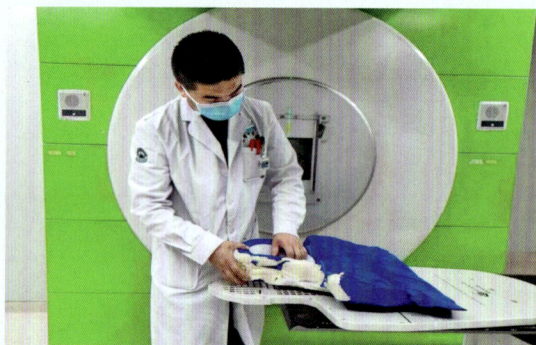

图2-9-1　放置发泡胶固定垫

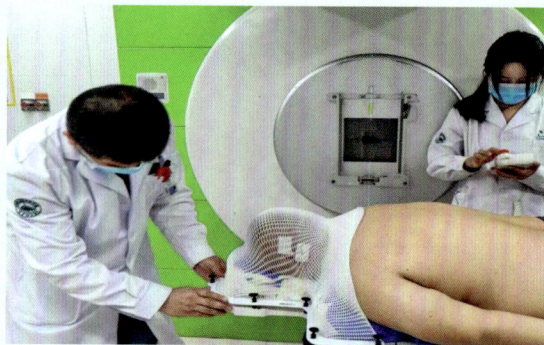

图2-9-2　固定热塑膜

（4）移动治疗床使激光灯对齐治疗靶区十字（图2-9-3）。

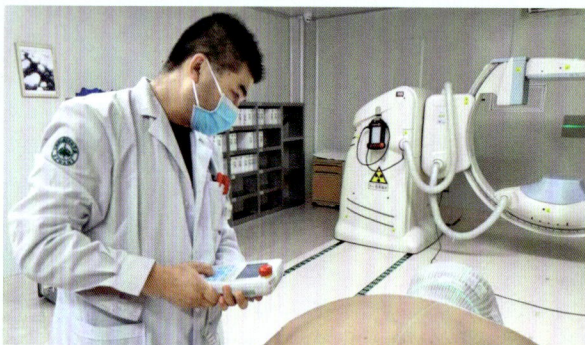

图2-9-3　移动治疗床

（5）摆位完成。

第十章 头、颈、肩部肿瘤患者图像配准

头、颈、肩部肿瘤患者图像配准步骤如下。

（1）移动 DR 到激光灯十字等中心（图 2-10-1）。

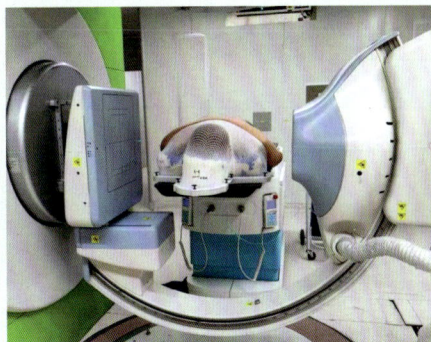

图 2-10-1 移动 DR 设备

（2）长按曝光按钮 2～3 秒进行曝光拍片。拍摄完成后，将已经拍摄好的 DR 图像按患者姓名传送至碳离子摆位验证系统（ciGPS）。

（3）登录 ciGPS，导入患者数据，进行自动配准。

（4）如自动配准满足临床需求，导入摆位误差至治疗控制系统，校准摆位误差后，即可开始治疗。如不满足，则进行手动配准（图 2-10-2）。

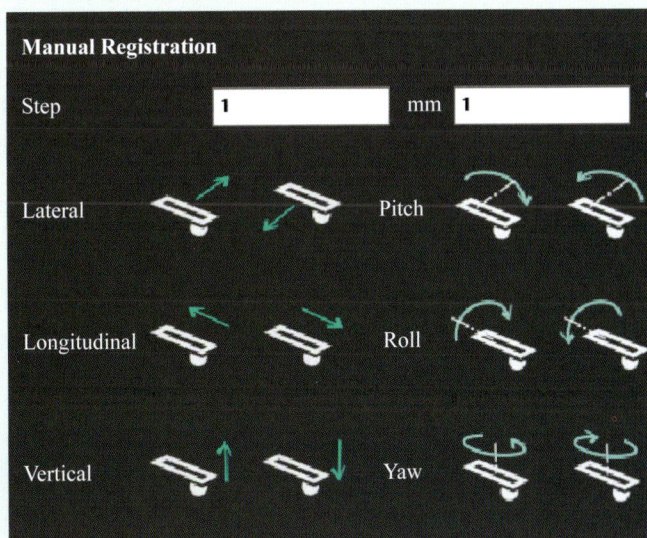

图 2-10-2 图像配准

（5）头、颈、肩部肿瘤患者图像配准流程见图 2-10-3。

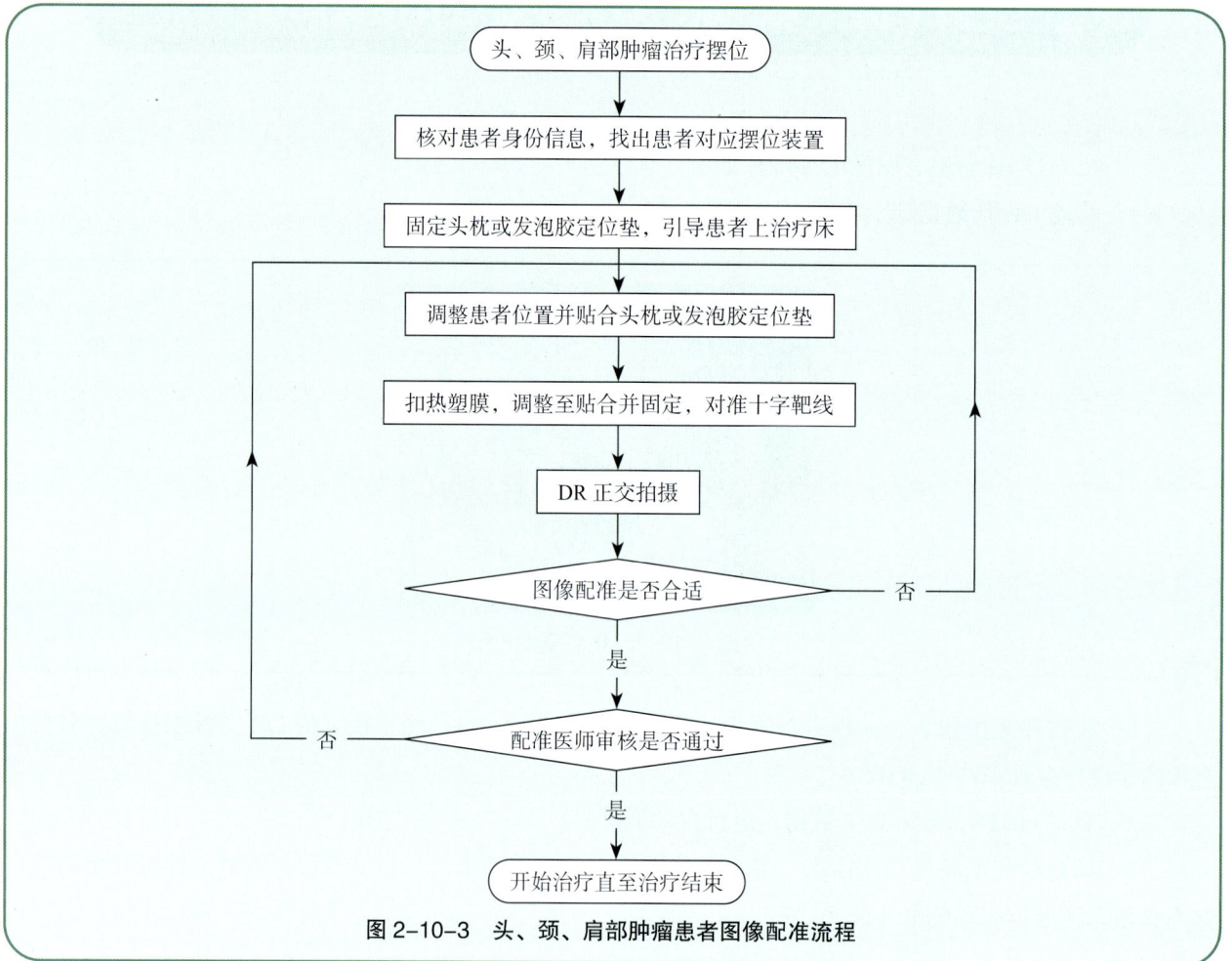

图 2-10-3 头、颈、肩部肿瘤患者图像配准流程

第十一章　25°倾斜体位放射治疗

碳离子治疗倾斜体位摆位操作流程，采用与传统光子放射治疗相同的固定模式及技术。但是考虑到患者病灶位置的特殊性，在放射治疗三原则的指导下，需要患者体位有倾斜角度，所以我们采用全身型真空负压袋及热塑膜，摆位时选择倾斜体位固定板，以起到对全身固定的作用，提高碳离子治疗精确度。由于需要倾斜体位的患者治疗部位绝大多数在身体中下段，患者体位固定一般采用头先进仰卧位、头先进俯卧位、头先进左侧卧位或头先进右侧卧位。选择束流穿射正常组织距离最短的体位，不仅有利于提高放射治疗的精确性，而且有利于减少盆腔、下腹部肠道、双肾、膀胱、股骨头等器官的受照剂量，减少正常组织的不良反应。

一、患者定位

1. 真空负压袋制作

患者躺在真空负压袋上，调整患者的体位，双手置于头顶，以患者最舒适、保持时间最长的侧卧姿势为最佳。在患者于负压袋最正中的情况下，卷起负压袋的边缘部分，紧贴于患者两侧，因为全身型负压袋比传统光子放射治疗使用的负压袋长很多，所以目前的人员配置为4人协同完成（图2-11-1）。

2. 固定模具

将准备好的腹膜放入恒温水箱（75℃）中加热，使其由硬变软可以随意拉伸。将烫好的腹膜根据患者腹部病灶的位置趁热固定在患者身上。10～15分钟后等到体膜收缩变凉、无自然形变时将模具取下，操作完毕（图2-11-2）。

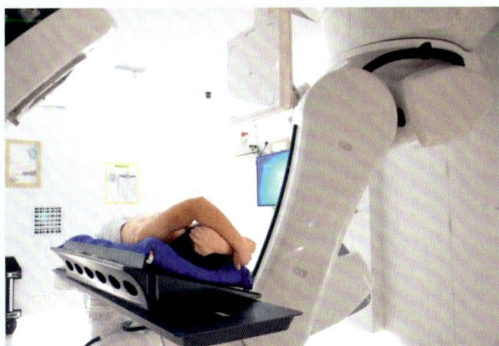

图2-11-1　制作真空负压袋　　　　　　　　图2-11-2　模具固定

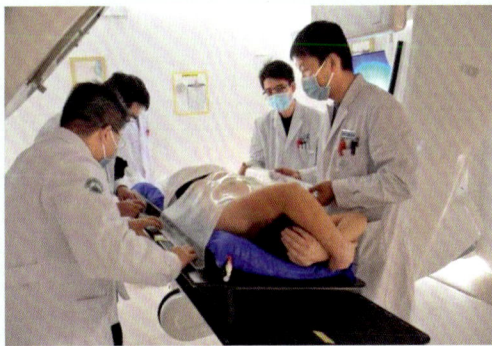

二、倾斜体位碳离子治疗流程

1. 摆位流程

两名放射治疗技师在治疗床左右两侧，利用激光线对好体位固定板刻度线、负压袋和患者肢体上的标记线，并适当微调。将热塑膜根据标记位置固定在患者治疗部位，再次利用激光线使左侧、右侧和中间的治疗靶线对齐。

2. 图像配准

碳离子摆位验证系统通过治疗前定位 DR 系统产生的患者 DR 影像与治疗计划 CT 数据生成的数字重建放射影像（digitally reconstructed radiograph，DRR）的配准，计算治疗床的偏移量来引导患者摆位过程，确保治疗位置的准确性。导入患者数据，数据包含 CT 图像、治疗结构集（radiotherapy structure set，RTSS）、放射治疗计划（radiotherapy plan，RT Plan）、两张 DR 图像和两张 DRR 图像。对比配准图像确保配准正确，主管医师已经确认签字后，方可执行治疗。

三、治疗实施

告知患者在治疗期间的相关注意事项，摆位技师关闭防护门，准备实施治疗。

四、操作流程

倾斜体位碳离子治疗操作流程见图 2-11-3。

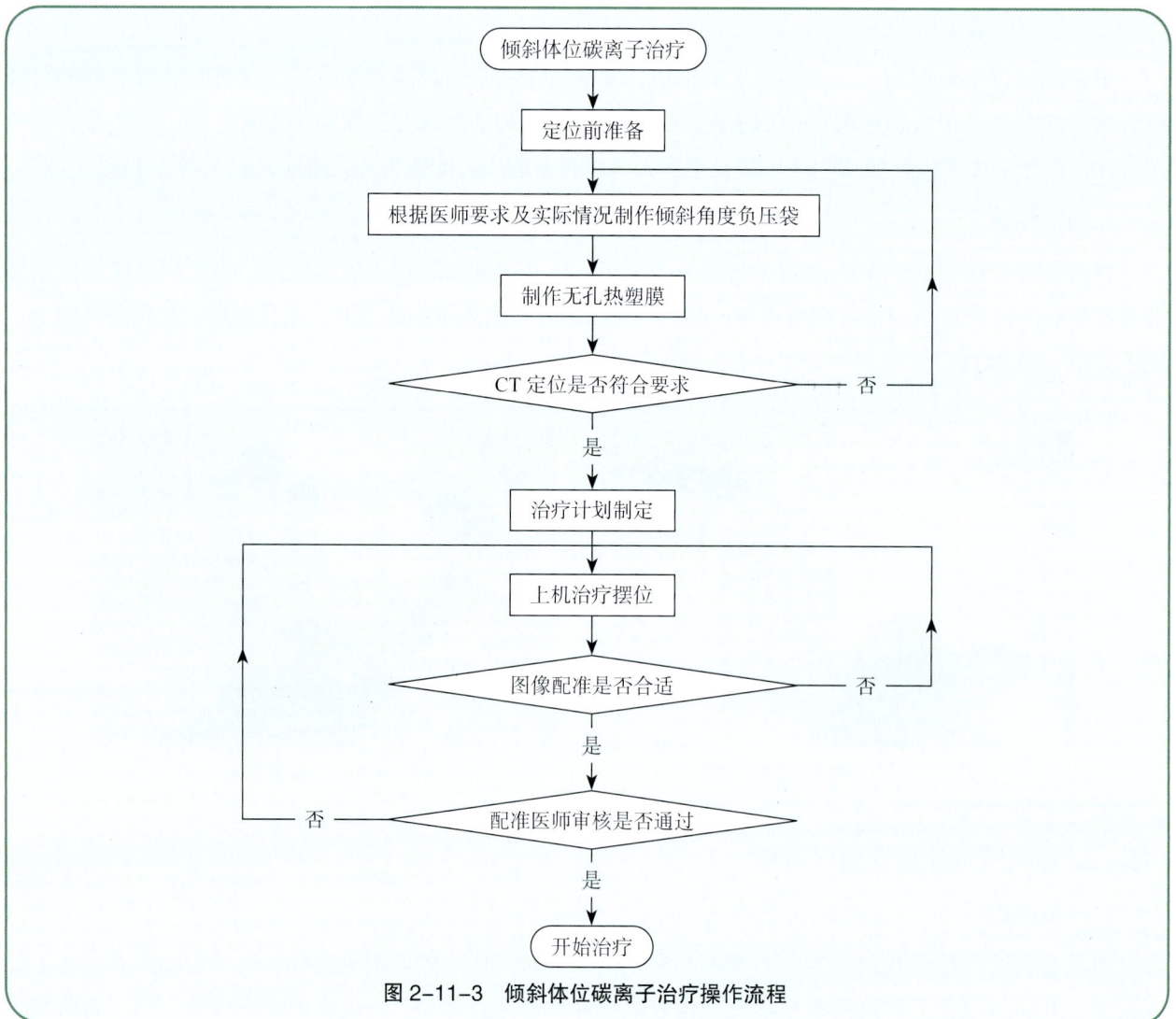

图 2-11-3　倾斜体位碳离子治疗操作流程

第十二章　胸、腹、盆腔部肿瘤患者摆位流程

　　胸部肿瘤主要有胸壁肿瘤、纵隔肿瘤和肺部肿瘤。腹部肿瘤主要有腹壁肿瘤、胃癌、大肠癌等。患者体位固定一般采用头先进仰卧位、头先进俯卧位、头先进左侧卧位或头先进右侧卧位。

　　从便于重复治疗的目标出发，患者治疗面从正面接近 0°或 90°的束流方向，比较容易接近治疗机架准直器。治疗摆位由两名放射治疗技师操作，具体摆位流程如下。

　　（1）患者进入更衣间并在医师的指导下更换一次性无纺布无菌衣。对于胸、腹部肿瘤患者，建议上身裸露，仅更换下身裤子。

　　（2）根据患者姓名基本信息、临床诊断的腹部肿瘤位置，核对使用摆位板、负压袋和热塑膜等其他辅助用具。

　　（3）两名放射治疗技师在治疗床左右两侧，利用激光线对好体位固定板刻度线、负压袋和患者肢体上的标记线，并适当微调。

　　（4）将热塑膜根据标记位置固定在患者治疗部位，再次利用激光线使左侧、右侧和中间的治疗靶线对齐（图 2-12-1）。

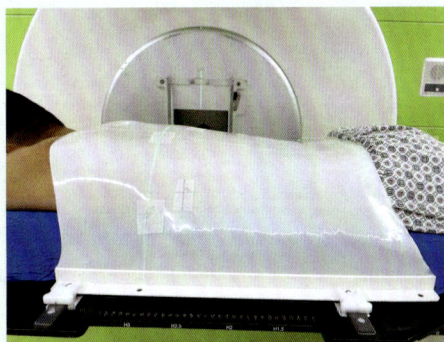

图 2-12-1　激光线与治疗靶线对齐

第十三章　胸、腹、盆腔部肿瘤患者图像配准

一、DR 位置确认

DR 设备为患者位置确认的主要硬件设备，在完成患者转运后，我们按照患者的摆位要求，将患者治疗部位置于等中心点处，按患者治疗所需的要求，将 DR 设备操作控制至等中心点处。按照位置确认的要求，我们采取二维 DR 平片正交（0°和90°）验证。在控制 DR 的过程中，要严格注视 DR 臂与治疗床之间是否有碰床现象（图 2-13-1）。

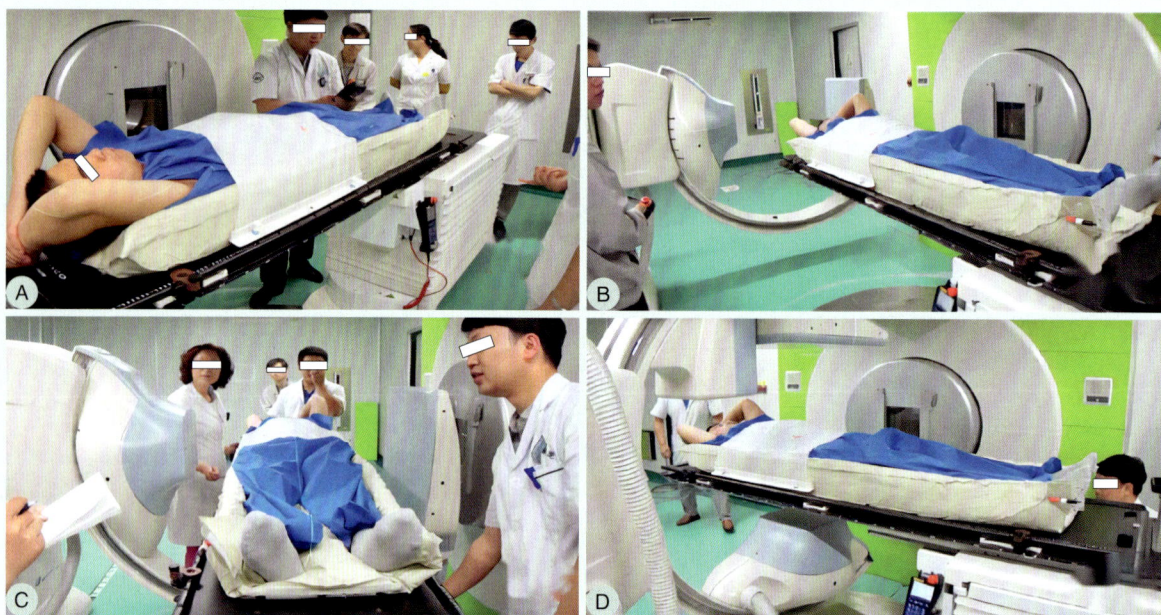

图 2-13-1　DR 位置确认

二、DR 曝光

曝光拍摄完成后，将已经拍摄好的 DR 图像按患者姓名传送至 ciGPS 系统。

三、运行 ciGPS 系统

碳离子摆位验证系统通过治疗前定位 DR 系统产生的患者 DR 影像与治疗计划 CT 数据生成的数字重建放射影像的配准，计算治疗床的偏移量来引导技师摆位过程，确保治疗位置的准确性。导入患者数据，数据包含 CT 图像、RTSS、RT Plan、两张 DR 图像和两张 DRR 图像。

有手动配准和自动配准两种配准方式，可重置 DRR 图像至初始状态，配准结束后可以导出到 TCS 系统。

四、图像配准

ciGPS 系统提供自动配准和手动配准两种方法。对于胸、腹部肿瘤患者的图像配准我们要密切关注患者的呼吸动度，不能单纯以骨性标志为依据，应更多考虑 GTV、PGTV 的重合性（图 2-13-2）。

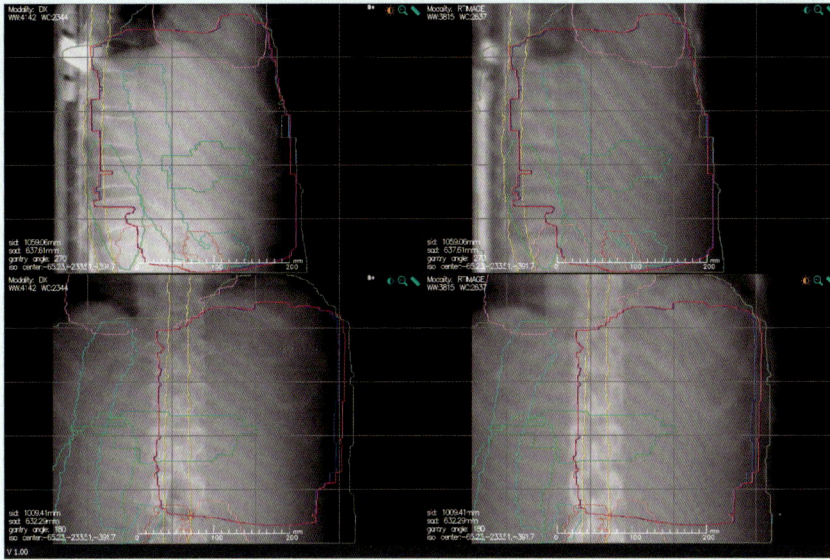

图 2-13-2　图像配准

🔲 五、配准完成

确保配准正确，主管医师确认签字后，方可执行治疗。

再次告知患者在治疗期间的相关注意事项，摆位技师关闭防护门，准备实施治疗。

🔲 六、胸、腹、盆腔部肿瘤患者图像配准流程

胸、腹、盆腔部肿瘤患者图像配准流程见图 2-13-3。

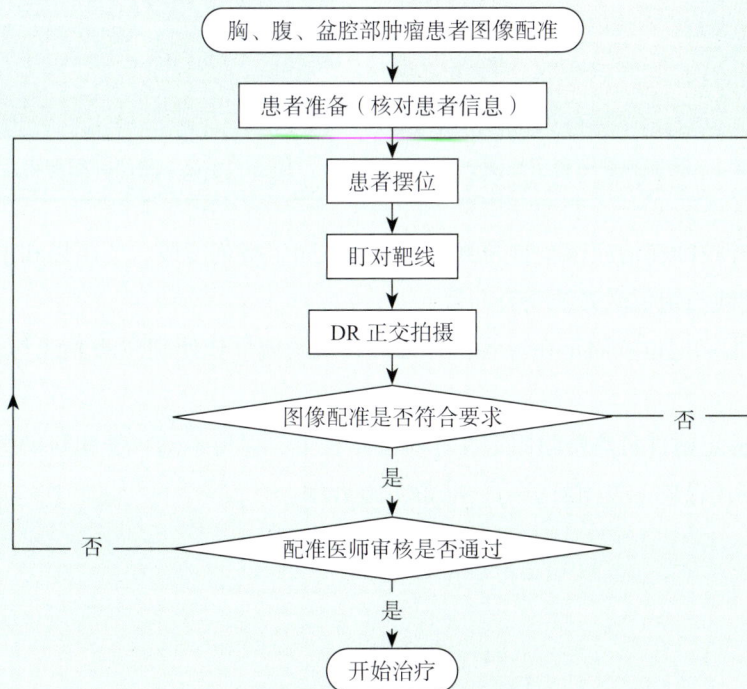

图 2-13-3　胸、腹、盆腔部肿瘤患者图像配准流程

第十四章　下肢肿瘤患者体位固定

由于腿部肿瘤患者身体重量的大部分在躯干，患者体位固定一般采用脚先进仰卧位、脚先进俯卧位、脚先进左侧卧位或脚先进右侧卧位。

从便于治疗的角度出发，患者治疗面从正面接近0°或90°的束流方向，比较容易接近治疗机架准直器。选择束流穿射正常组织距离最短的体位，不仅有利于提高放射治疗的精确性，而且有利于减少腿部肌肉水肿反应，减少正常组织的不良反应。

治疗摆位由两名放射治疗技师操作，具体摆位流程如下。

（1）告知患者腿部放射治疗定位的相关注意事项。

（2）根据患者姓名信息、临床诊断的腿部肿瘤位置，核对体位固定板、负压袋和热塑膜上标记的患者信息，以及倾斜辅助装置及其所安放的位置，确保与患者本人完全一致（图2-14-1）。

（3）指导和协助患者躺入体位固定模具，根据体位固定位置及患者最佳自然舒适程度分别选择脚先进仰卧位、脚先进俯卧位、脚先进左侧卧位或脚先进右侧卧位（图2-14-2）。

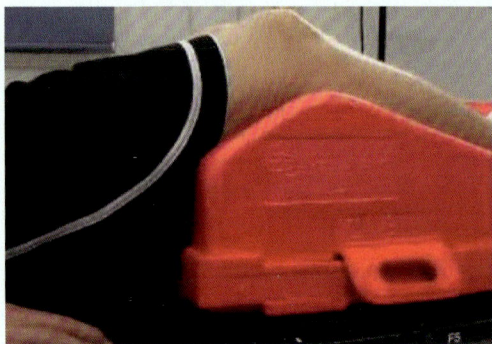

图2-14-1　腿部肿瘤患者定位图一　　　　图2-14-2　腿部肿瘤患者定位图二

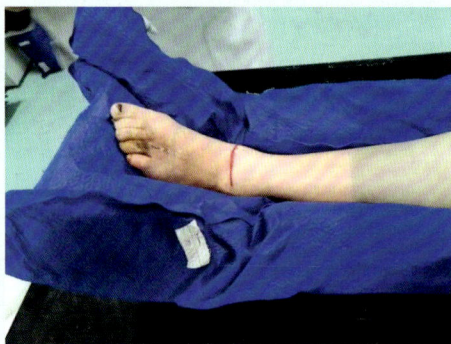

（4）两名放射治疗技师在治疗床左右两侧，对好体位固定板刻度线、负压袋和患者肢体上的标记线，并适当微调，确保标记线与定位激光线完全一致。

（5）将热塑膜根据标记位置固定在患者治疗部位，从两侧操作使定位激光线与左侧、右侧和中间的治疗靶线对齐。

（6）使用按钮等固定附件将热塑膜固定在体位固定板上，保持不动，告知陪护患者的人员退出机房，告知患者注意事项并安抚患者，关闭防护门，准备实施治疗。

第十五章　上肢肿瘤患者体位固定

　　上肢肿瘤患者采用碳离子治疗时，可选用头先进仰卧位、头先进俯卧位、头先进左侧卧位或头先进右侧卧位，或站立在治疗床前端，须把患侧的手臂伸展，放置于体位固定板上。

　　从便于治疗的角度出发，患者治疗面从正面接近0°或90°的束流方向，比较容易接近治疗机架准直器。选择束流穿射正常组织距离最短的体位，不仅有利于提高放射治疗的精确性，而且有利于减少肌肉组织的受照剂量，减少正常组织的不良反应。

　　（1）告知患者体位固定相关注意事项。

　　（2）根据患者姓名信息、临床诊断的上肢肿瘤位置，核对体位固定板、负压袋和热塑膜上标记的患者信息，以及倾斜辅助装置及其所安放的位置，确保与患者本人完全一致（图2-15-1）。

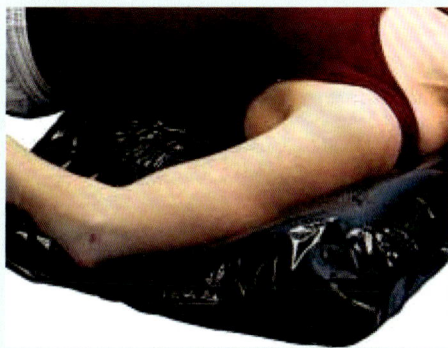

图2-15-1　上肢肿瘤患者体位固定示意

　　（3）指导和协助患者进入体位固定模具，根据防护需要指导患者戴铅帽、铅围脖、围裙或使用铅橡胶等防护设备覆盖、遮挡非照射的重要器官部位。

　　（4）将激光灯与体位固定板刻度、负压袋和患者手臂上的标记线对齐。

　　（5）将热塑膜根据标记位置固定在患者治疗部位，使激光线与靶线对齐。

　　（6）将热塑膜固定在体位固定板上，实施治疗。

第三篇

自主研发碳离子治疗系统器官运动管理

第十六章 膀胱定量

一、意义

在膀胱癌放射治疗期间，为减少对周围正常组织的照射，通常是嘱患者在定位和治疗前排空膀胱，这在膀胱癌的放射治疗中被大部分采用，但是由于膀胱排空后仍有一定的残留尿量、接受治疗时间不确定和患者饮水变化等情况，造成患者在治疗前膀胱的体积会出现一定变化，治疗期间出现位置和形状的改变。2020 年 7 月甘肃省武威肿瘤医院重离子中心成功开展全球首创膀胱癌"无创"碳离子治疗技术，发明并申请了膀胱癌治疗压力测定装置专利（ZL202121748427.1），形成了甘肃省武威肿瘤医院重离子中心治疗膀胱癌"武威方案"，该方案可有效、精确控制膀胱容量体积位置变化，使碳离子高剂量分布区（"Bragg 峰"）完美嵌合在肿瘤上，从而保证了治疗的安全性、有效性，可有效保留膀胱或推迟膀胱全切的时间。现已成功为多位不愿或无法接受膀胱全切术的青年患者、不能耐受手术的老年患者、不能手术的晚期患者进行了膀胱肿瘤的"精准爆破"放射治疗。

二、原理

将膀胱与大气压相通的水封瓶连通，依据连通器原理，根据实际情况向膀胱内注入生理盐水。膀胱内压力与滴入的生理盐水的量、膀胱逼尿肌及膀胱括约肌收缩相关。观察水封瓶液体进出情况，待液体平衡时我们认为大气压力与膀胱内压力保持一致。

水封瓶内指定的压力传递至膀胱，使得膀胱内压力在碳离子治疗期间保持恒定，即治疗过程中膀胱尿量增加、膀胱充盈后尿液将通过尿管排出，从而保持水封瓶与膀胱压力平衡（图 3-16-1）。

CT 模拟定位时通过多次模拟碳离子治疗全程时间，确定治疗期间产生尿液膀胱容量体积变化、膀胱轮廓随产生尿液的变化范围，个体化确定膀胱内在靶体积范围。据此得到膀胱内容量和压力在碳离子治疗期间保持恒定的个体化数据；碳离子治疗前通过观察与模拟定位图像上膀胱体积的差异，利用图像资料比对每次治疗前后的膀胱体积变化差异性，确定放射治疗期间的膀胱体积变化程度和范围，最终达到精准治疗的目的。

三、患者定位及治疗实施

1. 物品准备

物品准备：①水封瓶 1 个；②导尿管 1 根（双腔导尿管，其中导尿腔道内径为 18 ~ 27 F）；③生理盐水（500 ~ 1500 mL）；④带刻度的集尿器 1 个。

2. 患者准备

（1）患者平卧，双臂置于体侧；固定膝、踝关节。

（2）空腹，排空直肠（必要时使用缓泻剂）。

（3）定位扫描前 15 分钟排尿。

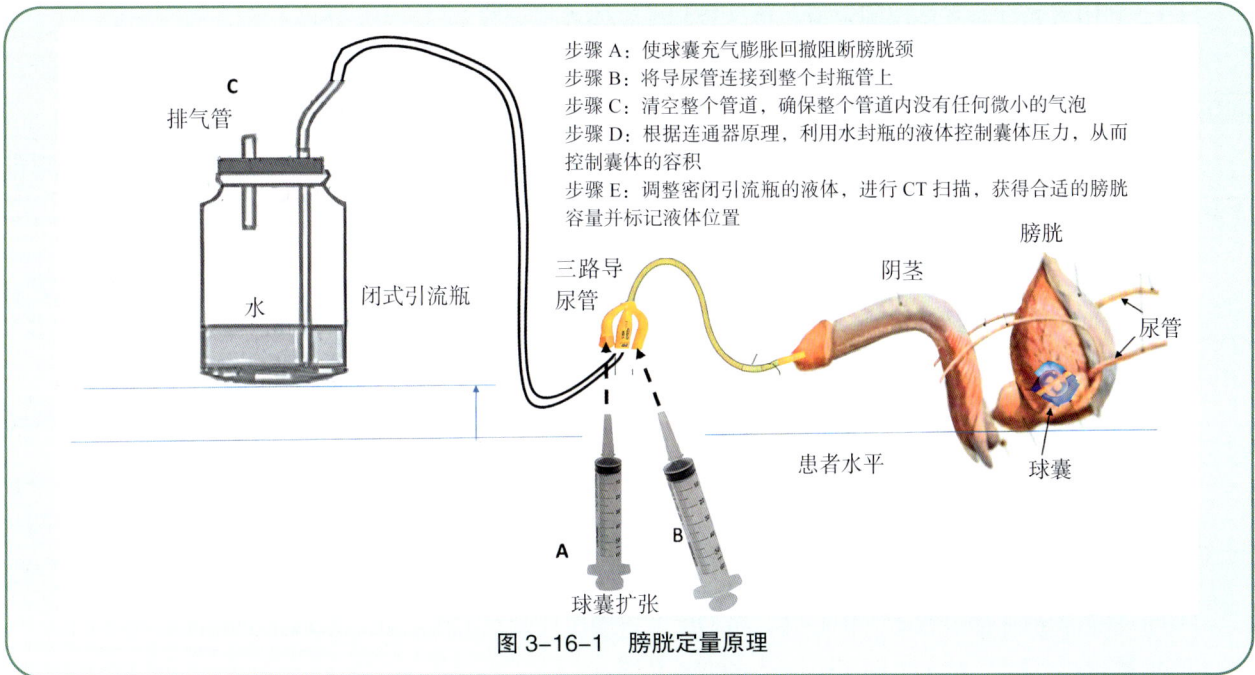

步骤 A：使球囊充气膨胀回撤阻断膀胱颈
步骤 B：将导尿管连接到整个封瓶管上
步骤 C：清空整个管道，确保整个管道内没有任何微小的气泡
步骤 D：根据连通器原理，利用水封瓶的液体控制囊体压力，从而控制囊体的容积
步骤 E：调整密闭引流瓶的液体，进行 CT 扫描，获得合适的膀胱容量并标记液体位置

图 3-16-1 膀胱定量原理

（4）患者进行体膜固定。

（5）插入导尿管，测定残余尿量。

（6）接通所有测定装置。

（7）确认装置连接通畅。

（8）调节测压的零点，要与耻骨联合上缘平齐。

（9）在碳离子治疗期间使用上述装置，将膀胱与大气压相通的水封瓶连通，依据连通器原理，按实际情况向膀胱内注入生理盐水。

3. 患者定位

（1）膀胱定量患者在模拟机平板床上取仰卧位，调整患者位置于负压袋正中，水平仰卧位，双手置于头顶（图 3-16-2）。

（2）将膀胱与水封瓶连通，根据实际情况向膀胱内注入生理盐水，使用热塑膜固定，无自然变形时将模具取下（图 3-16-3）。

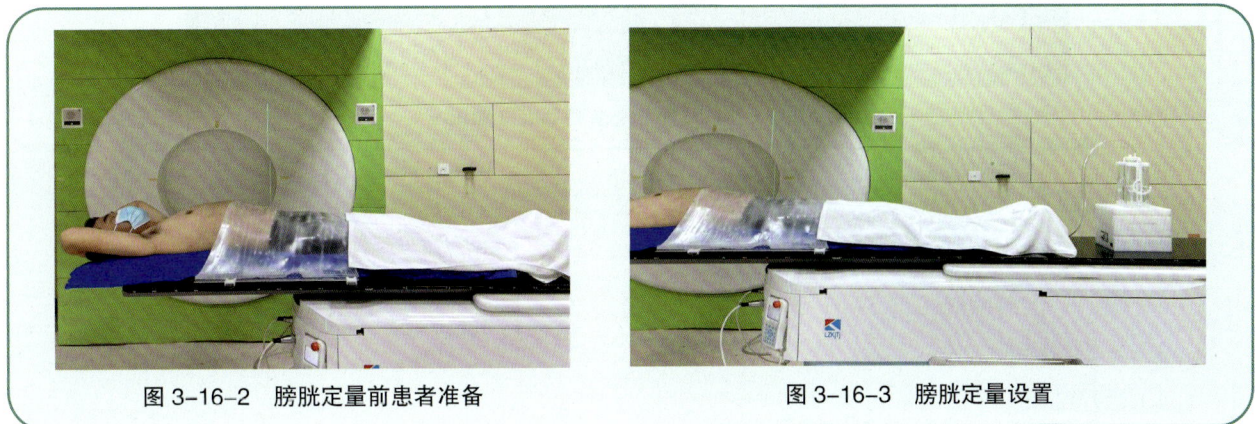

图 3-16-2 膀胱定量前患者准备

图 3-16-3 膀胱定量设置

（3）利用激光灯对齐体位固定板、负压袋和患者体表标记线。

（4）在CT模拟定位机下确定肿瘤的大概中心，膀胱一般确定位置为髂前上棘与耻骨联合连线中点，利用三维激光灯在腹侧与两体侧做等中心体表标记，扫描时用Marker点标记。

（5）模拟CT扫描范围上界为第3腰椎椎体上缘，下界至股骨中段，扫描层间距为3 mm。在模拟机下观察膀胱充盈度与肿瘤相对位置。

4.患者摆位

（1）根据患者姓名基本信息、临床诊断，核对使用的体位固定板、负压袋和热塑膜。

（2）利用激光线对齐体位固定板、负压袋和患者体表标记线。

（3）将膀胱与水封瓶连通，根据实际情况向膀胱内注入生理盐水，生理盐水注入量与定位时保持完全一致。

（4）将热塑膜根据标记位置固定在患者治疗部位，再次利用激光灯与标线对齐。

5.图像配准（图3-16-4）

（1）将患者治疗部位置于等中心处，将DR设备操作控制至等中心处，采取正交验证。

（2）拍摄完成后，将DR图像传送至ciGPS系统。

（3）ciGPS系统完成配准后，通过治疗床校正偏差。

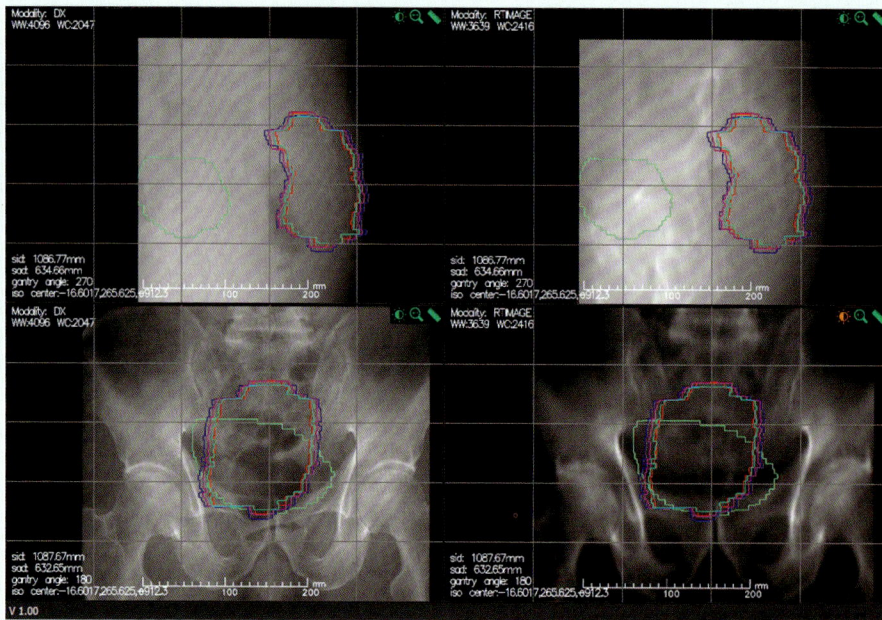

图3-16-4　膀胱定量患者二维图像配准

6.治疗实施

（1）摆位验证完成后，安装补偿器。

（2）确认补偿器编码（图3-16-5）。

（3）开始治疗。

（4）治疗结束。

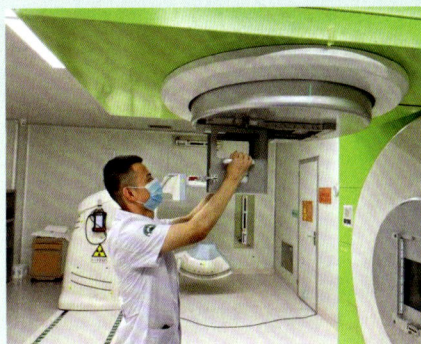

图 3-16-5 放射治疗技师确认补偿器编码

7. 膀胱定量患者定位流程

膀胱定量患者定位流程见图 3-16-6。

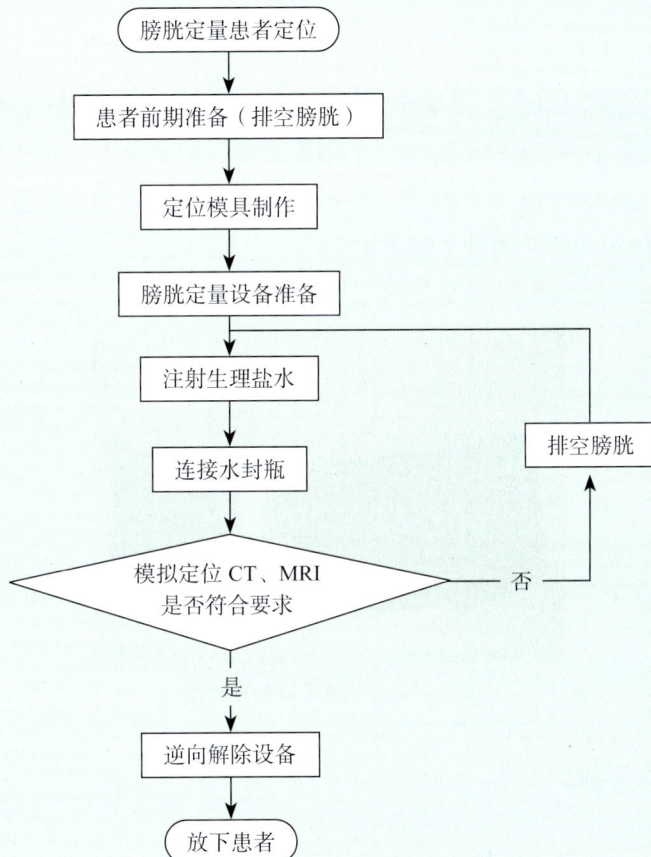

图 3-16-6 膀胱定量患者定位流程

第十七章　腹带呼吸抑制

一、意义

碳离子束由于其独特的"Bragg 峰"，剂量集中在峰区，在射程末端后基本无剂量，能有效地杀灭肿瘤，并保护邻近的正常组织，但同时，由于碳离子束的"Bragg 峰"形状陡峭，剂量在短距离内急剧跌落，遇到照射过程中变化的靶区，就会造成靶区遗漏或肿瘤剂量不足，还可能让邻近的正常组织受到不必要的照射，增加并发症的风险，而呼吸运动是靶区活动的重要因素，因此为保证放射治疗的效果，呼吸运动的管理十分必要。

控制肿瘤患者的呼吸运动，减少肿瘤和正常组织的运动，降低肿瘤周围正常组织的照射剂量，能提高肿瘤靶区的照射容积和剂量，确保治疗效果。

二、原理

因为单纯使用负压袋及热塑膜固定，肿瘤靶区活动的幅度较大，所以在负压袋及热塑膜固定的基础上，在患者腹部增加腹带来加强对呼吸运动的管理。采用腹带可以抑制患者的腹式呼吸，从而减少因患者不自主的呼吸运动造成的肿瘤位移和形变的范围，使得靶区的形变和体积变化得到一定的控制，同时显著降低邻近危及器官的受照体积和受照剂量（图 3-17-1）。

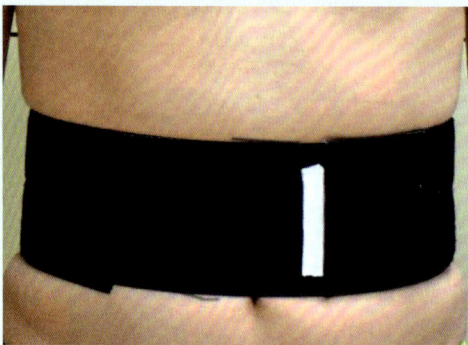

图 3-17-1　腹带抑制呼吸图

三、患者定位及治疗实施

1. 患者准备

提前交代患者保持空腹，在患者腹部缠绕腹带，在腹带最外侧用彩色胶带记录腹带的松紧程度，用记号笔在患者身上标记腹带的位置，见图 3-17-2。

使用负压袋及热塑膜固定患者，模具成型后，在患者体表和负压袋上做标记线。首次 CT 扫描，观察肿瘤和膈肌在呼吸过程中于 X 轴和 Y 轴方向上的移动范围。

CT 下观察缠绕腹带后肿瘤和膈肌的移动范围，如移动范围大于 15 mm，则调节腹带的位置和松紧度，然后再次观察，直到肿瘤的移动范围小于 15 mm。

2. 患者摆位

患者在放射治疗技师帮助下用腹带固定腹部，其位置和松紧程度根据标记和之前保持一致。然后使用负压袋及热塑膜固定体位，将激光灯、靶线、体表标记线对齐（图 3-17-3）。

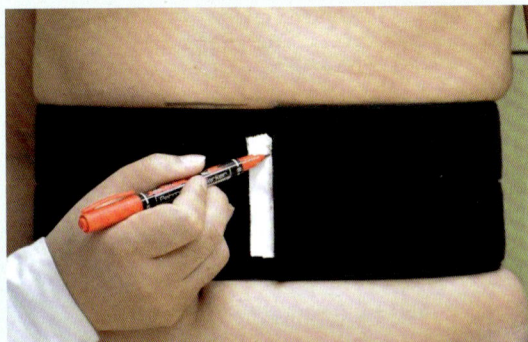

图 3-17-2　腹带位置记录

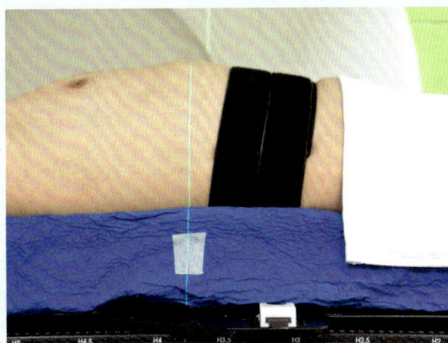

图 3-17-3　患者治疗图

3. 图像配准

使用 DR 拍摄正交 X 线片，使用 ciGPS 系统配准，根据配准结果用治疗床纠正摆位误差（图 3-17-4）。

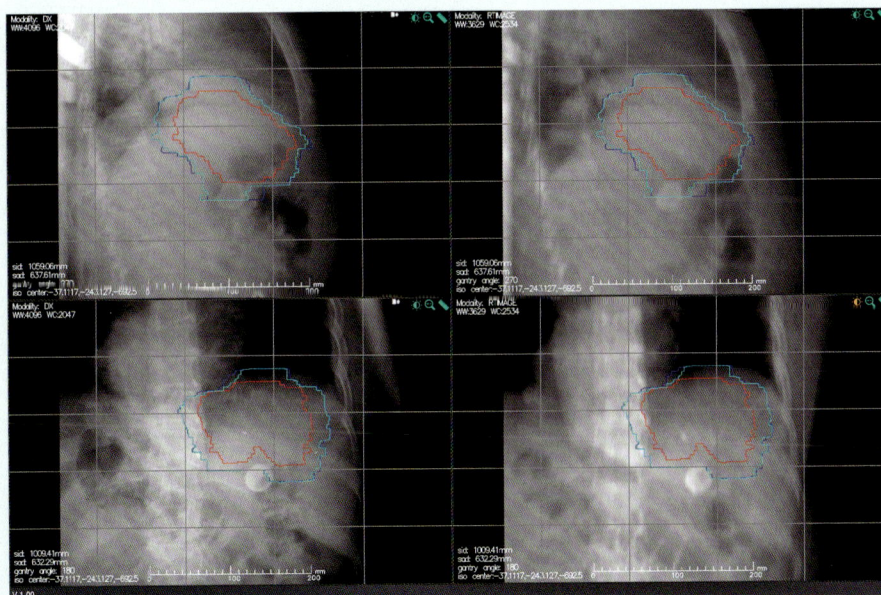

图 3-17-4　腹带抑制呼吸二维图像配准

4. 治疗实施

安装补偿器，核对编码，出束治疗，结束后上传治疗报告，治疗结束。

5. 腹带呼吸控制流程

腹带呼吸控制流程见图 3-17-5。

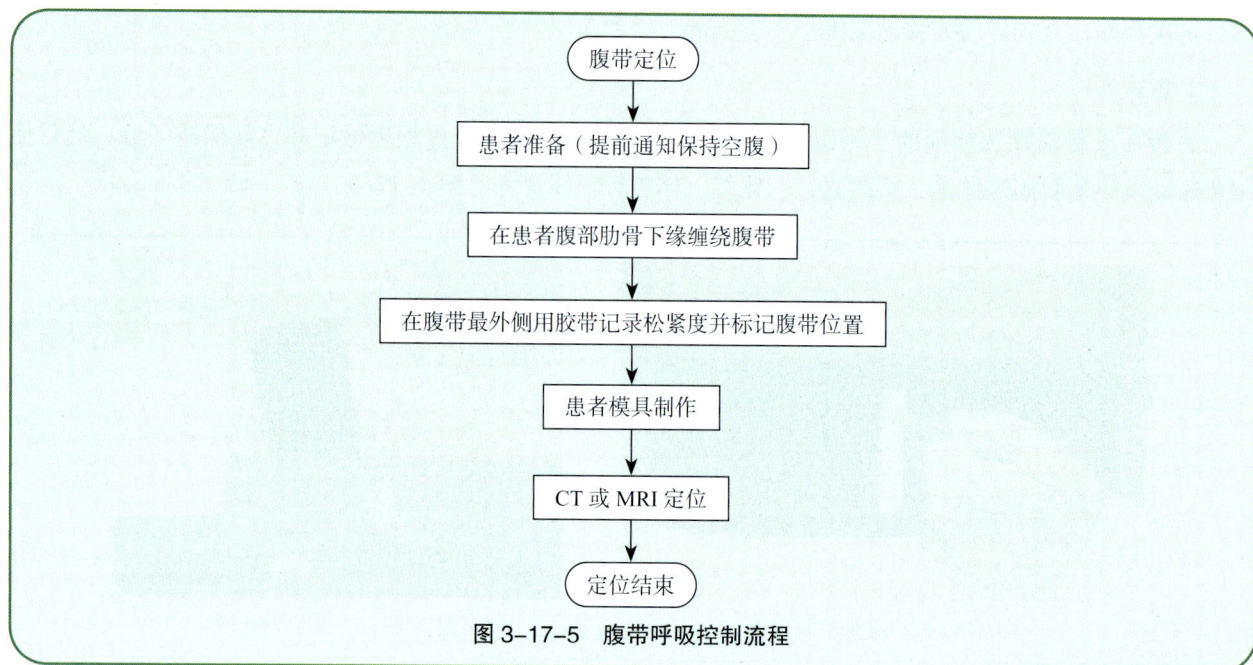

图 3-17-5　腹带呼吸控制流程

第十八章 高频振荡呼吸机呼吸抑制

🔗 一、意义

除了前述腹带呼吸抑制的方法，另一种呼吸运动管理的方法是运用高频振荡呼吸机来控制呼吸运动，使得肿瘤的运动幅度明显减小，照射野明显缩小，提高肿瘤内的放射治疗剂量，从而减少对邻近靶区正常组织器官的损伤。

🔗 二、原理

通过鼓膜活塞，使空氧混合后的气体产生振荡，用低于生理的潮气量和正常呼吸频率4倍以上的呼吸频率进行通气，吸气和呼气都是主动的。在高频通气过程中，气体的交换与常频通气的交换有所不同，由于气体的高频振荡，通过摆动性对流搅拌作用、对流性扩散等使气体分子扩散效应增强（图3-18-1）。

高频振荡通气就是采用高于正常的通气频率和低于正常下限的潮气量，将呼吸控制在呼吸周期的某一时相，在肺膨胀压的基础上振荡，使得肺泡更稳定，肺内压力和容积波动极小。这时肿瘤区就处于一个相对静止的状态，从而使靶区得到精准的照射，进一步提高碳离子治疗的精准性。

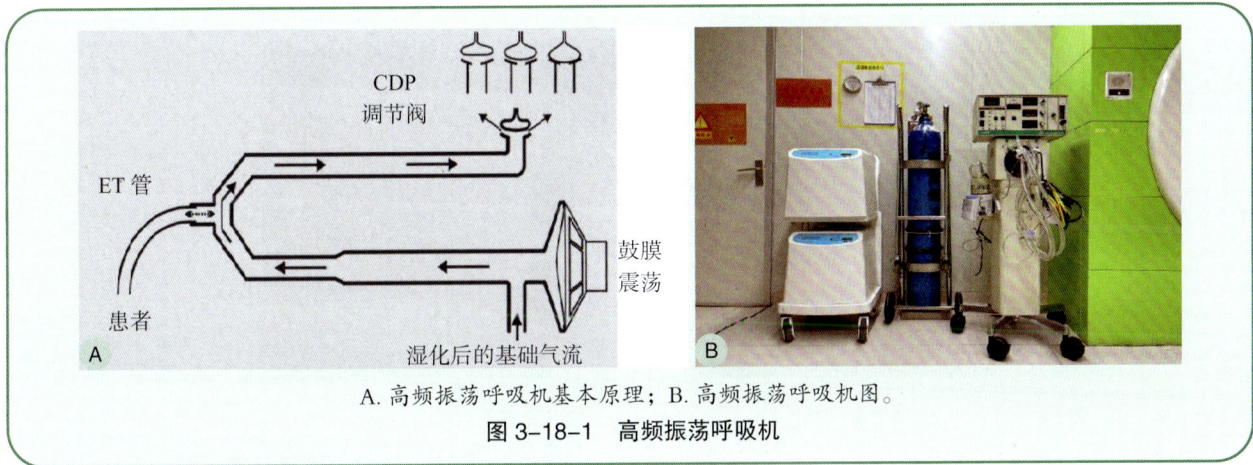

A. 高频振荡呼吸机基本原理；B. 高频振荡呼吸机图。

图3-18-1 高频振荡呼吸机

🔗 三、患者定位及治疗实施

1. 患者准备

提前为患者进行呼吸机通气的训练，并记录适合该患者的振幅、振荡频率、吸气时间百分比等参数（图3-18-2）。

2. 患者定位

（1）取水平仰卧位，调整患者位置于负压袋正中，双手置于头顶。

（2）使用热塑膜固定，无自然变形时将模具取下。

（3）准备好患者所需要的管路零件配置、氧气罐等，将呼吸机与患者通气通路连通，各数据调节为

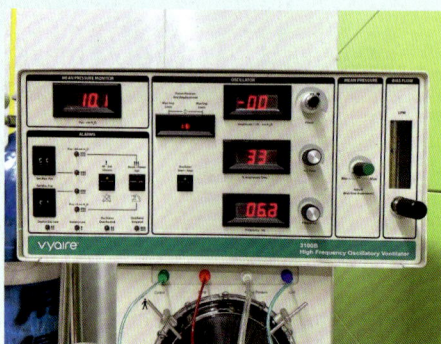

图 3-18-2　高频振荡呼吸参数调节

患者前期模拟数据，根据实际情况再次细微调整，直至定位参数与前期模拟数据完全一致。

（4）激光灯与体表标记线对齐。

（5）在 CT 模拟定位机下确定肿瘤的大概中心，利用激光灯在腹侧与两体侧做等中心体表标记。

（6）模拟 CT 扫描范围上界为环状软骨，下界至肝区下缘，扫描层间距为 3 mm。在模拟机下观察膈肌位置基本处于稳定，误差控制在 5 mm 以内。

（7）连接呼吸门控系统，进行 4DCT 扫描的同时采集患者的呼吸曲线，重建出每个时相的影像信息，观察肿瘤的运动度（图 3-18-3）。

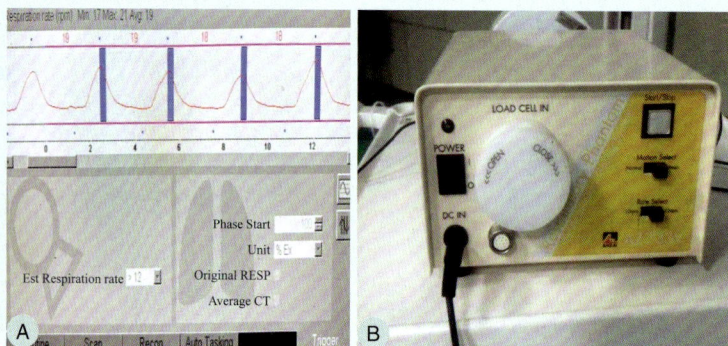

A. 呼吸门控波形；B. 呼吸门控模拟器。

图 3-18-3　呼吸门控信号采集

3. 患者摆位（图 3-18-4）

（1）根据患者姓名基本信息、临床诊断，核对使用的体位固定板、负压袋和热塑膜。

（2）激光线与体表标记线对齐。

（3）将热塑膜根据标记位置固定在患者治疗部位，并将激光线与体表靶线标记对齐。

（4）将患者气道与呼吸机连通，保持参数一致。

4. 图像配准（图 3-18-5）

（1）使用 DR 摄取正交影像。

（2）通过 ciGPS 系统进行图像配准和摆位误差校正。

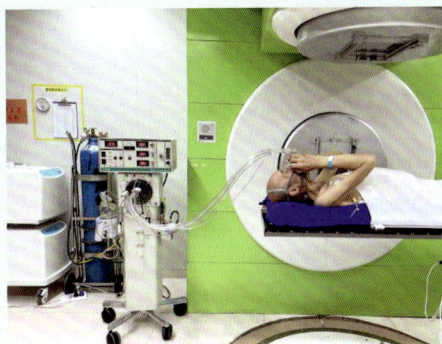

图 3-18-4　高频振荡呼吸机辅助治疗图

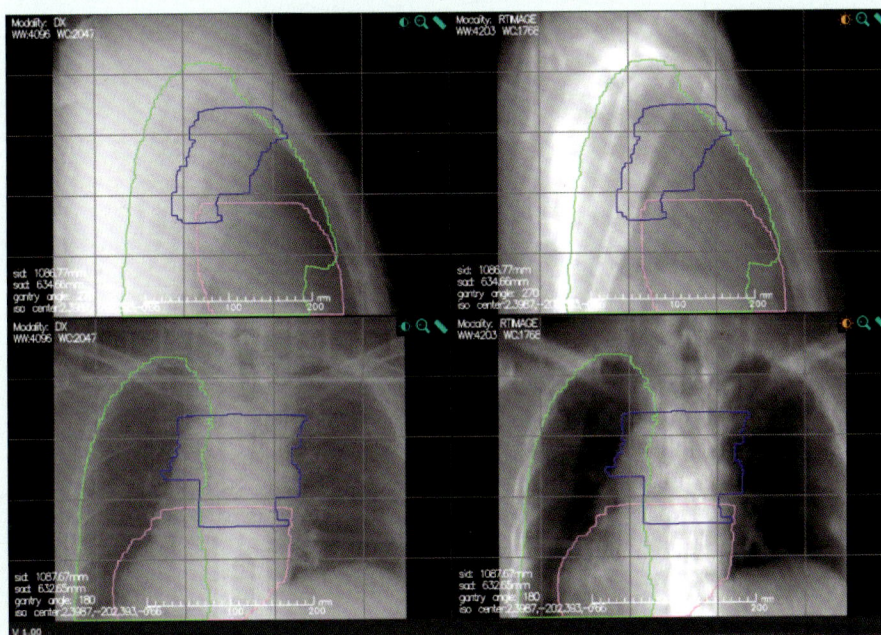

图 3-18-5　高频振荡呼吸机辅助治疗二维图像配准

5. 治疗实施

安装补偿器，核对编码，出束治疗，结束后上传治疗报告，治疗结束。

6. 高频振荡呼吸机辅助治疗流程

高频振荡呼吸机辅助治疗流程见图 3-18-6。

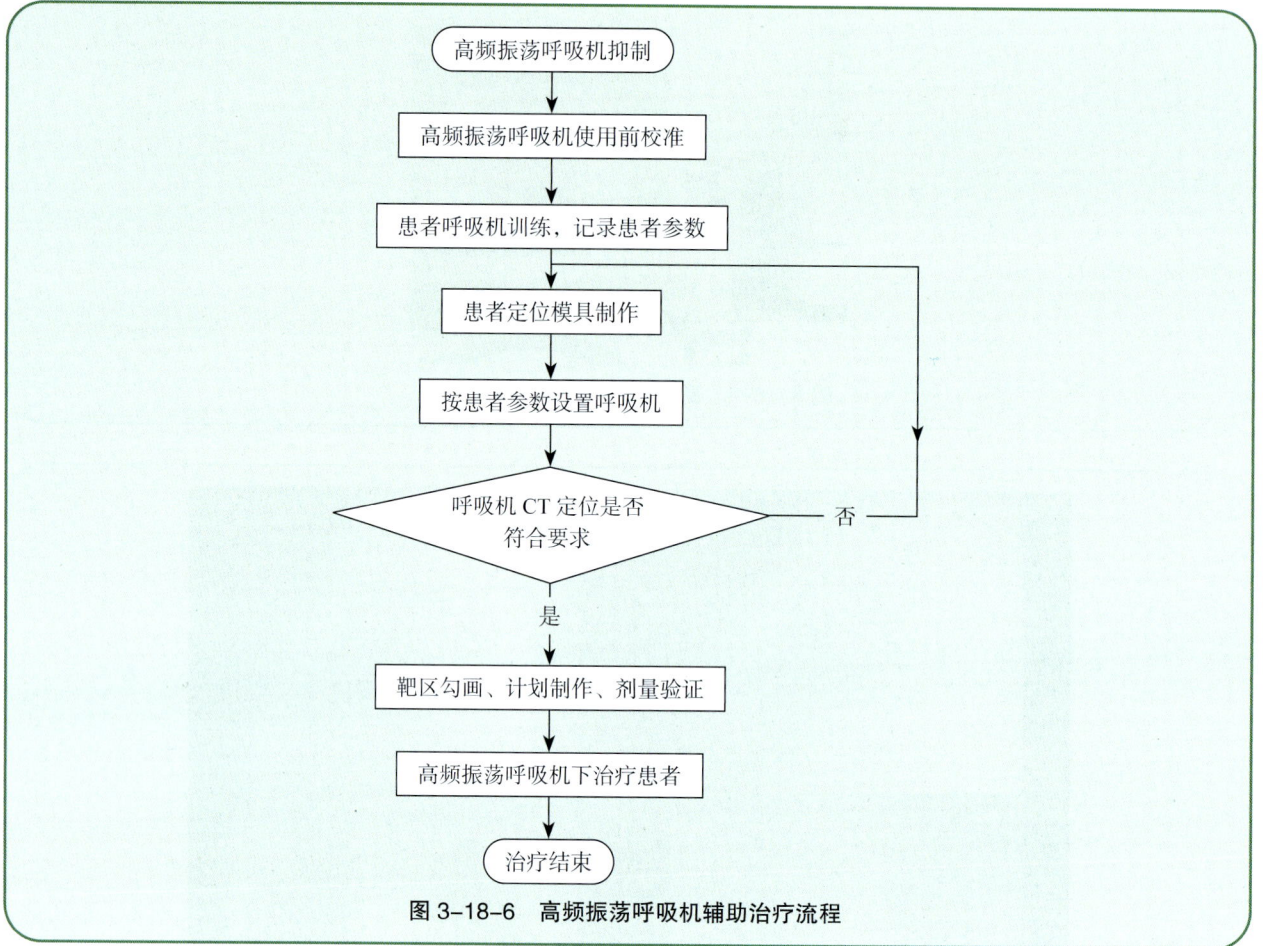

图 3-18-6　高频振荡呼吸机辅助治疗流程

第四篇
碳离子治疗系统辅助系统

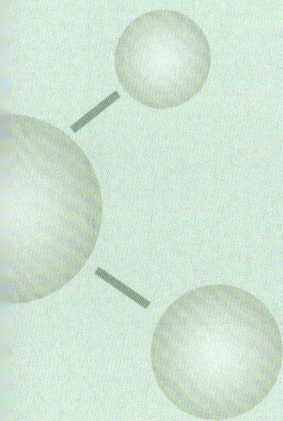

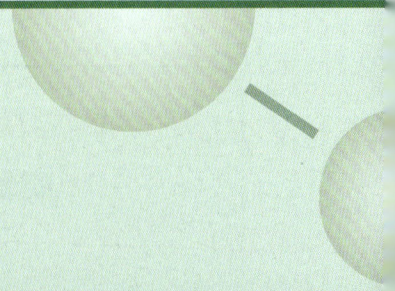

第十九章　碳离子治疗系统终端（TCS V2.0）

一、TCS 介绍

TCS 治疗控制系统是放射治疗系统中的中央系统，同步所有设备和子系统的操作，使用户能够执行临床和 QA 工作流程。该系统根据严格的医疗标准设计和开发，结合最先进的可用性操作技术，克服目前放射治疗系统的操作和集成挑战，为客户提供优化的工作流程和所需的功能，同时支持实现自适应治疗法的进化。

TCS 可用于肿瘤治疗方案和 QA 的全程管理，包括患者信息、影像、加速器等设备和放射治疗实施等。基于全球各类光子、质子和碳离子治疗中心的临床经验，TCS 可为用户提供良好的治疗方案和 QA 工作流程，并且可进行调整和升级，以适应新技术的发展。

二、TCS 标准操作流程

（1）打开治疗控制系统 TCS，点击进入 TCS 系统，输入用户名、密码，点击" 是 "登录 TCS 系统，见图 4-19-1。

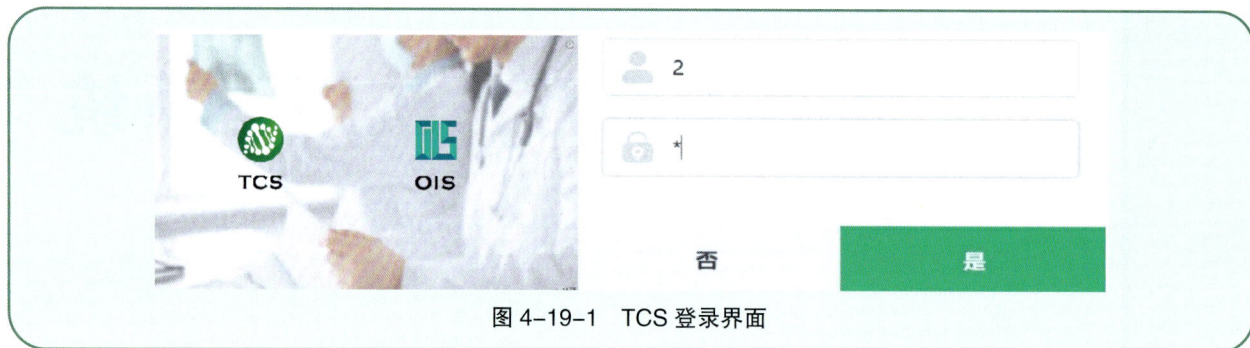

图 4-19-1　TCS 登录界面

（2）进入患者计划列表界面，见图 4-19-2。

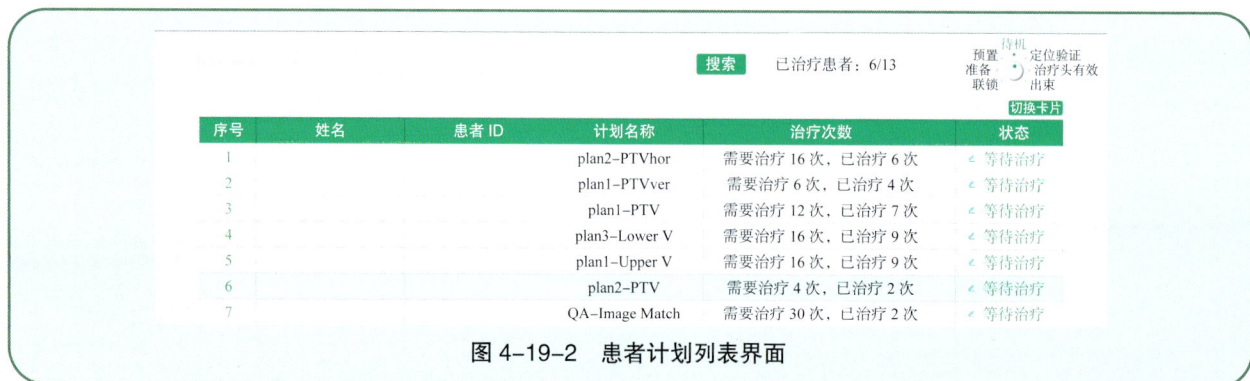

序号	姓名	患者 ID	计划名称	治疗次数	状态
1			plan2-PTVhor	需要治疗 16 次，已治疗 6 次	等待治疗
2			plan1-PTVver	需要治疗 6 次，已治疗 4 次	等待治疗
3			plan1-PTV	需要治疗 12 次，已治疗 7 次	等待治疗
4			plan3-Lower V	需要治疗 16 次，已治疗 9 次	等待治疗
5			plan1-Upper V	需要治疗 16 次，已治疗 9 次	等待治疗
6			plan2-PTV	需要治疗 4 次，已治疗 2 次	等待治疗
7			QA-Image Match	需要治疗 30 次，已治疗 2 次	等待治疗

图 4-19-2　患者计划列表界面

（3）选中需要治疗的患者计划，双击打开加载出患者计划信息，进入患者身份验证，点击"重新验证"，见图4-19-3。

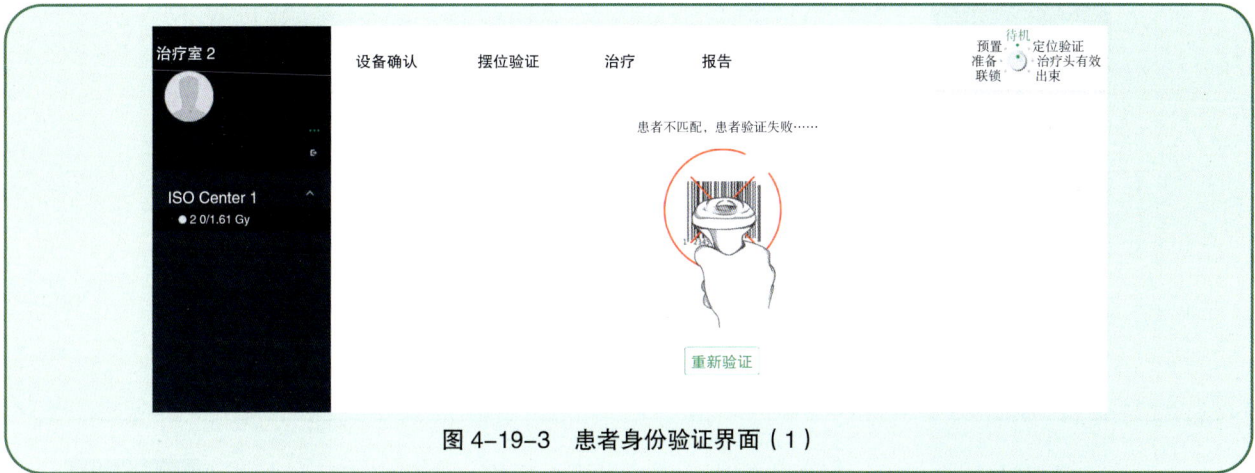

图4-19-3　患者身份验证界面（1）

（4）确认患者计划准确无误后，点击"忽略"，见图4-19-4。

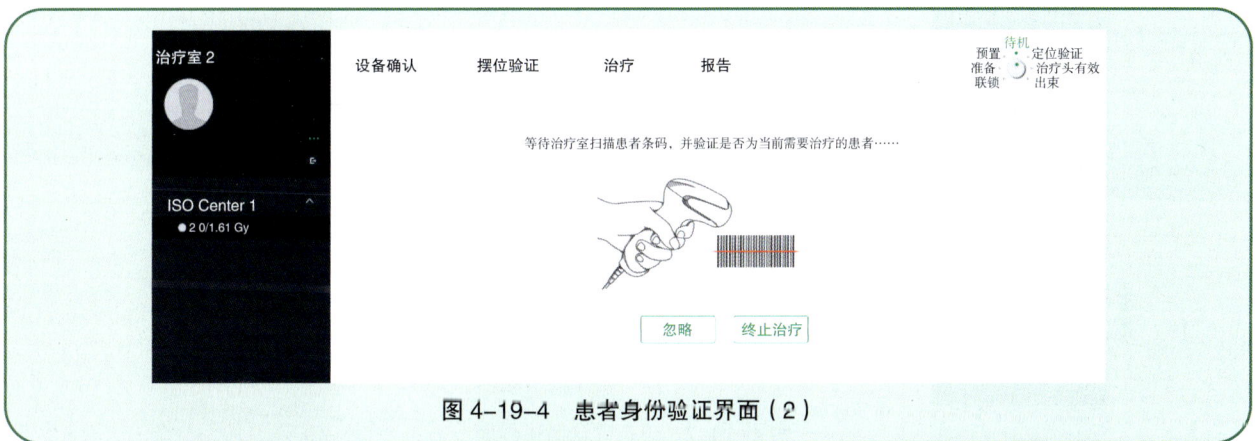

图4-19-4　患者身份验证界面（2）

（5）输入用户名、密码，点击"是"，见图4-19-5。

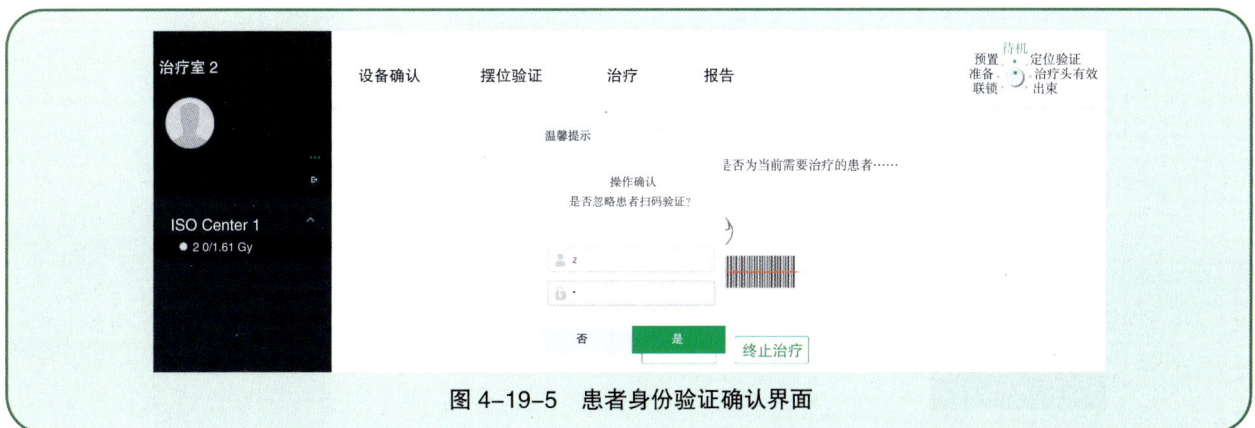

图4-19-5　患者身份验证确认界面

（6）进入设备确认环节，见图4-19-6。

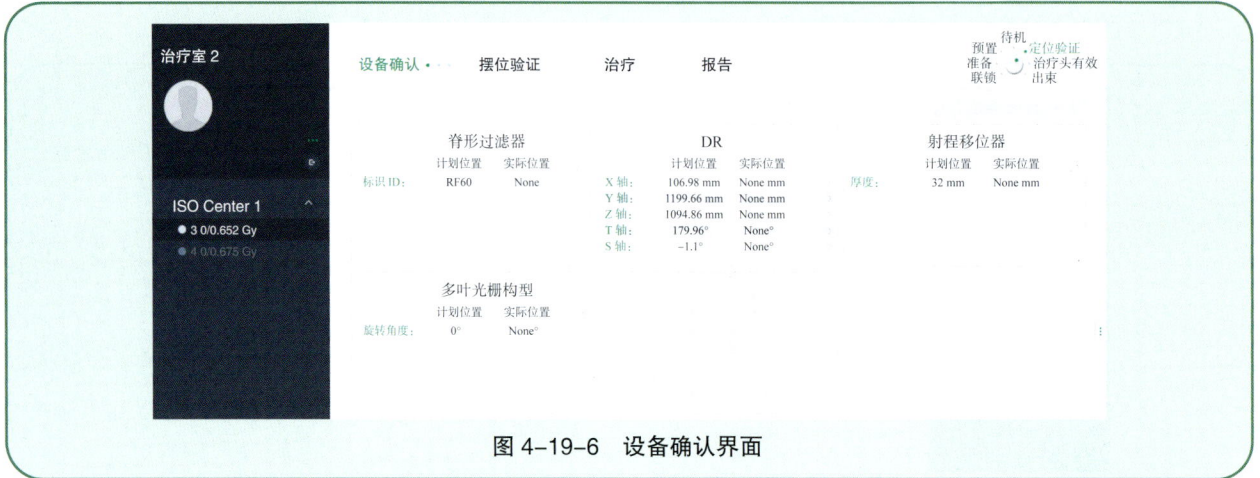

图 4-19-6　设备确认界面

（7）等待脊形过滤器、DR、射程移位器、多叶光栅构型均初始化完成后，点击"　确认　"，见图 4-19-7。

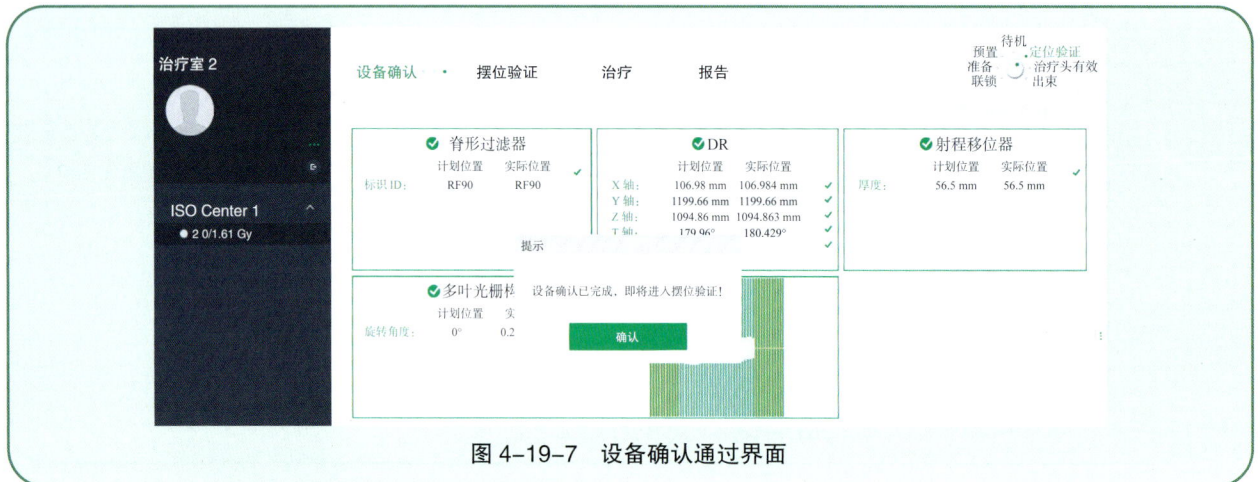

图 4-19-7　设备确认通过界面

（8）点击"水平拍摄"开始水平方向图像采集，见图 4-19-8。

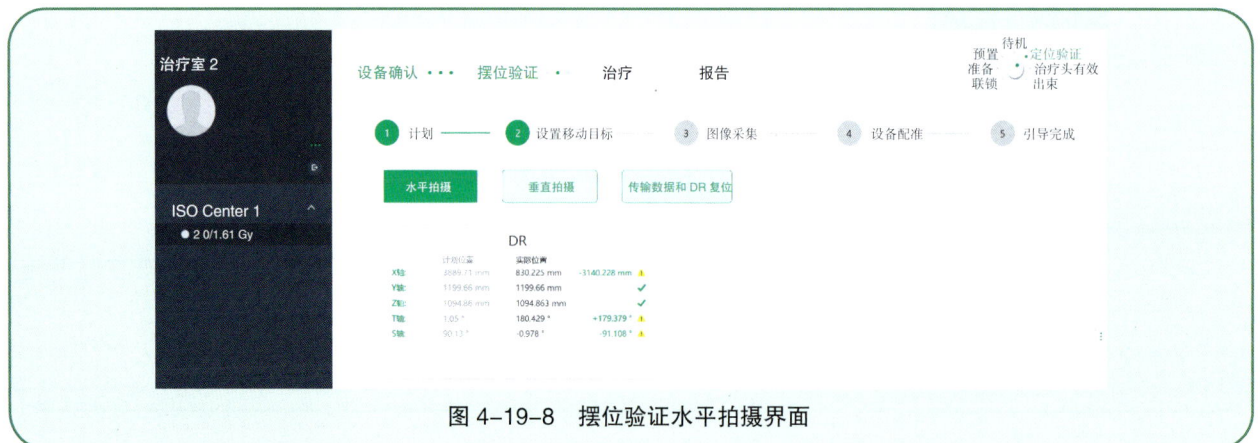

图 4-19-8　摆位验证水平拍摄界面

（9）同时按下 TCP 的 DR 运动使能按钮和定位验证按钮启动 DR，见图 4-19-9。

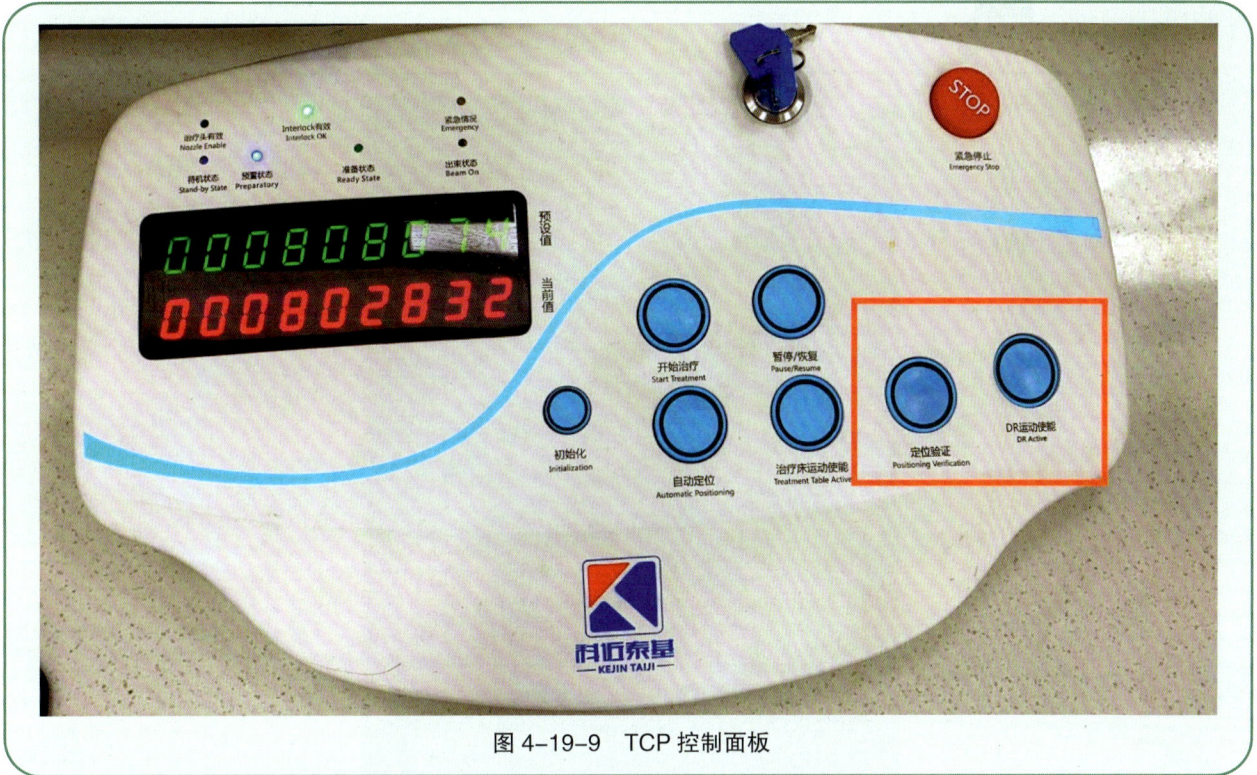

图 4-19-9　TCP 控制面板

（10）打开第 2 屏登录 CS-7 系统，建立患者信息，点击第 3 屏小窗口治疗控制面板控制系统 "复制患者 ID" 复制患者 ID，在第 2 屏图像采集界面患者 ID 栏右击鼠标粘贴患者 ID，点击右下角 "执行" 进入拍摄模板选择界面，见图 4-19-10。

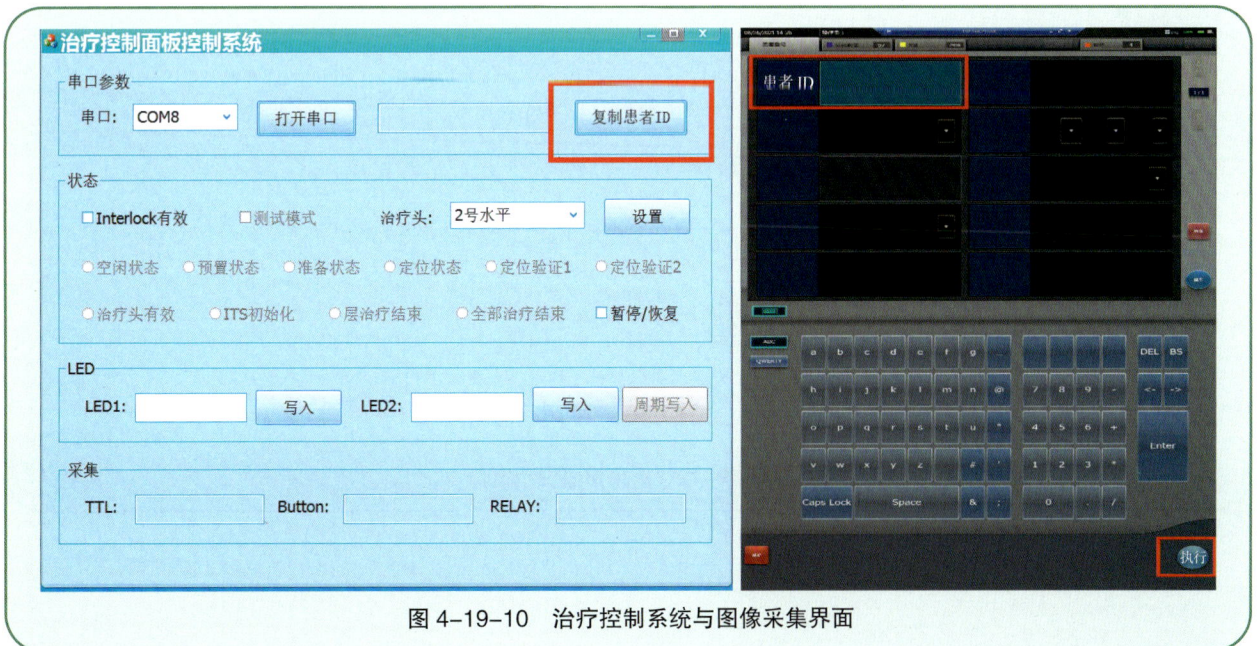

图 4-19-10　治疗控制系统与图像采集界面

（11）点击"TEST1"选择需要拍摄的患者身体部位模板，点击右下角"执行"进入拍摄界面，见图 4-19-11。

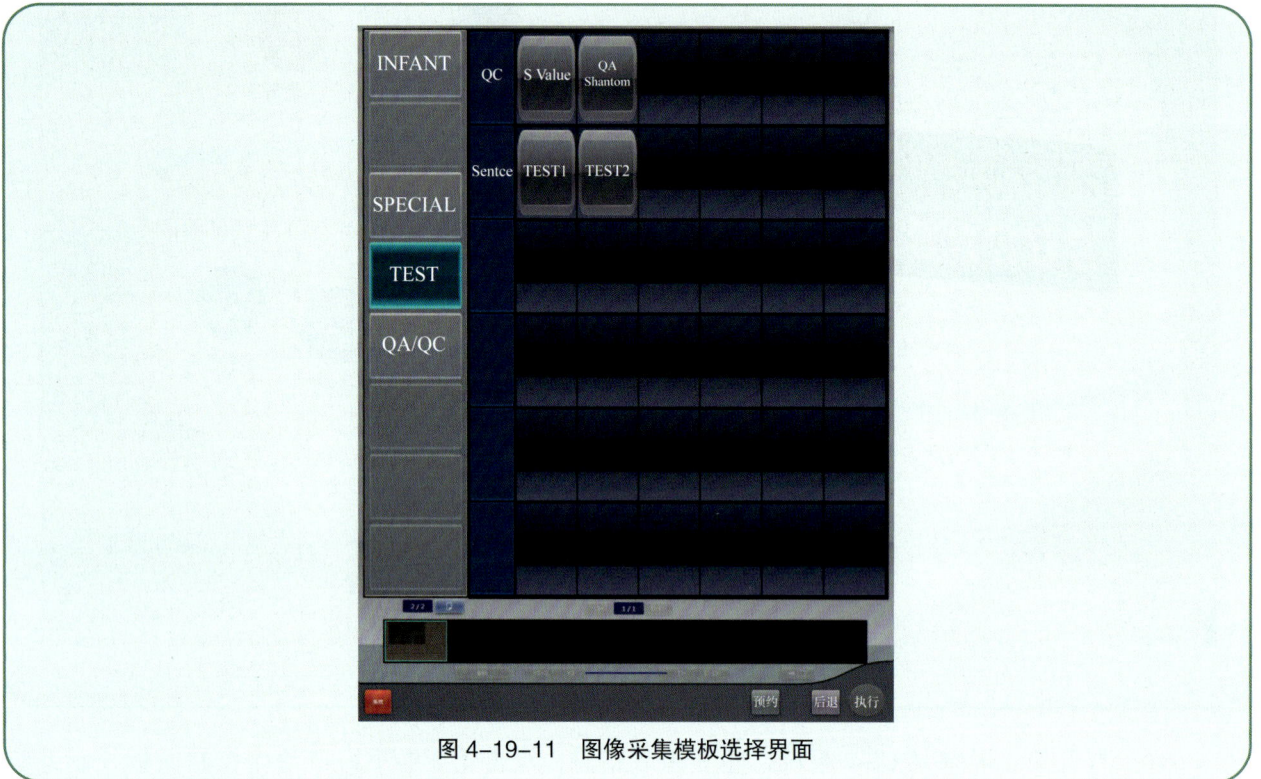

图 4-19-11　图像采集模板选择界面

（12）选择模板，等待就绪状态，可进行拍片，DR 水平方向移动到目标位置后弹出水平方向拍摄提示弹窗，见图 4-19-12。

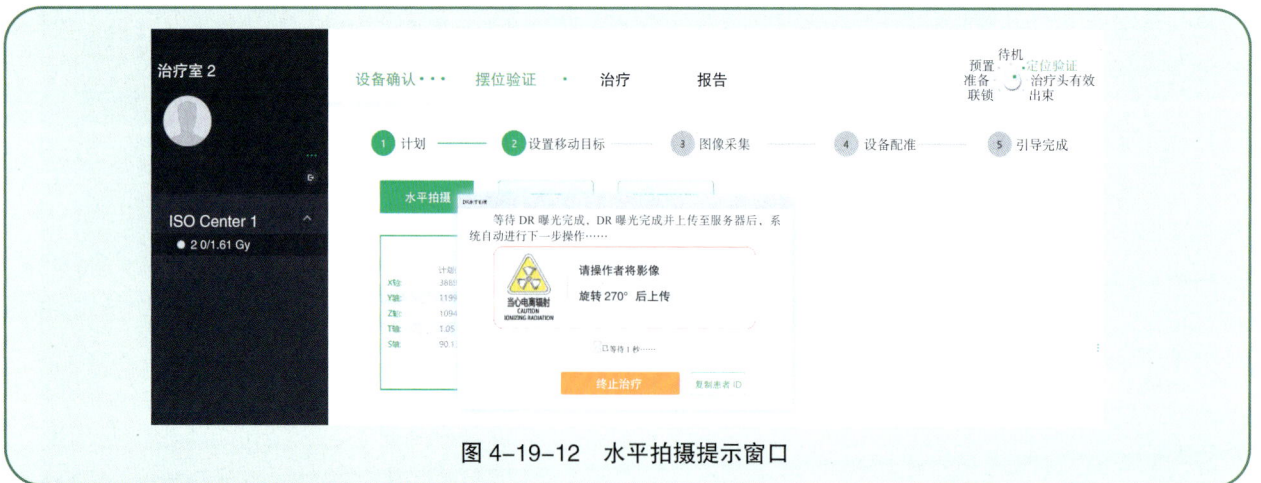

图 4-19-12　水平拍摄提示窗口

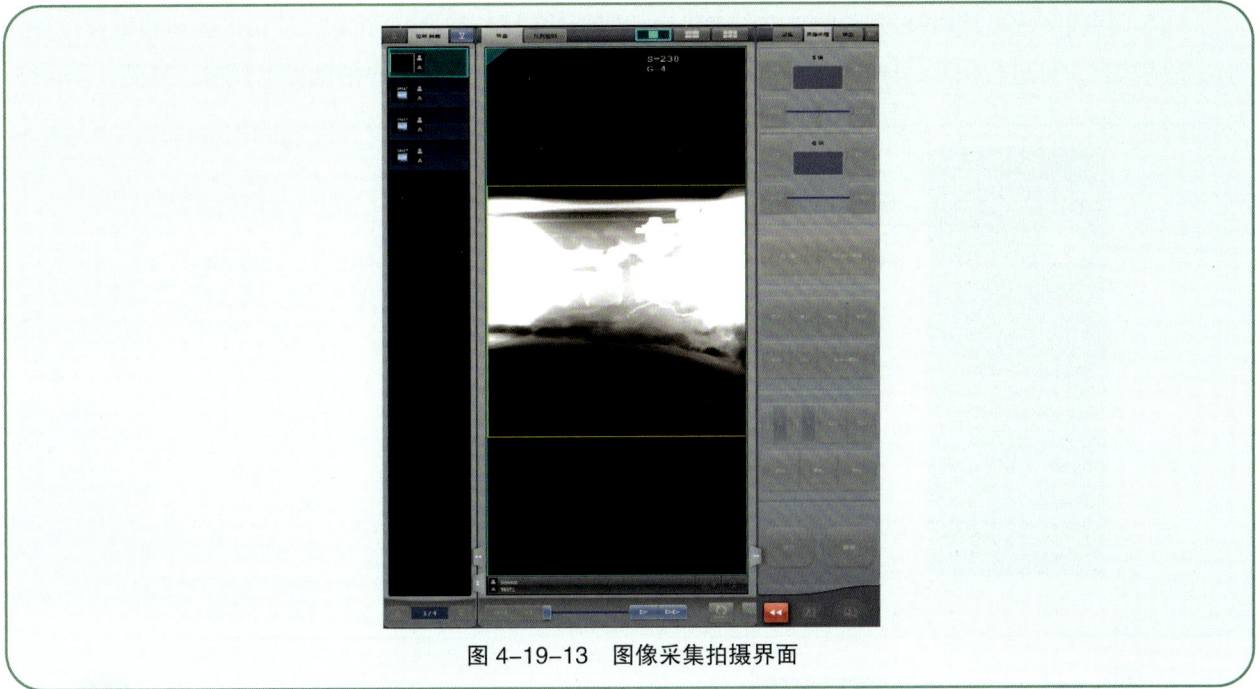

图 4-19-13　图像采集拍摄界面

（14）拍摄完成后点击"旋转与翻转"，水平 DR 图像旋转 270°后调节灰度值，点击"图➡"，选择"HOST1"，点击"确定"，完成 DR 图像上传 ciGPS 系统，见图 4-19-14。

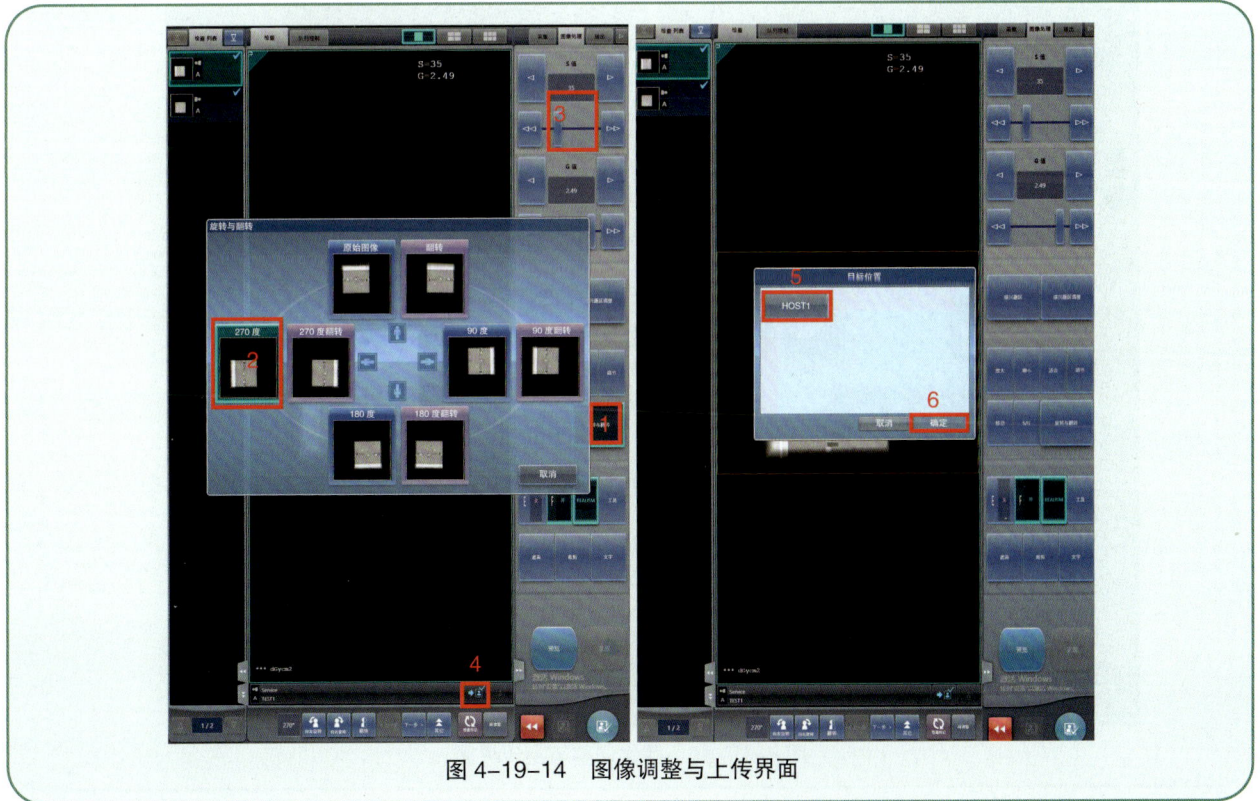

图 4-19-14　图像调整与上传界面

（15）传输完成后同时持续按下 TCP 的 DR 运动使能按钮和定位验证按钮，使 DR 运动到垂直位置，等待就绪状态，可进行拍片，DR 垂直方向移动到目标位置后弹出垂直方向拍摄提示弹窗，见图 4-19-15。

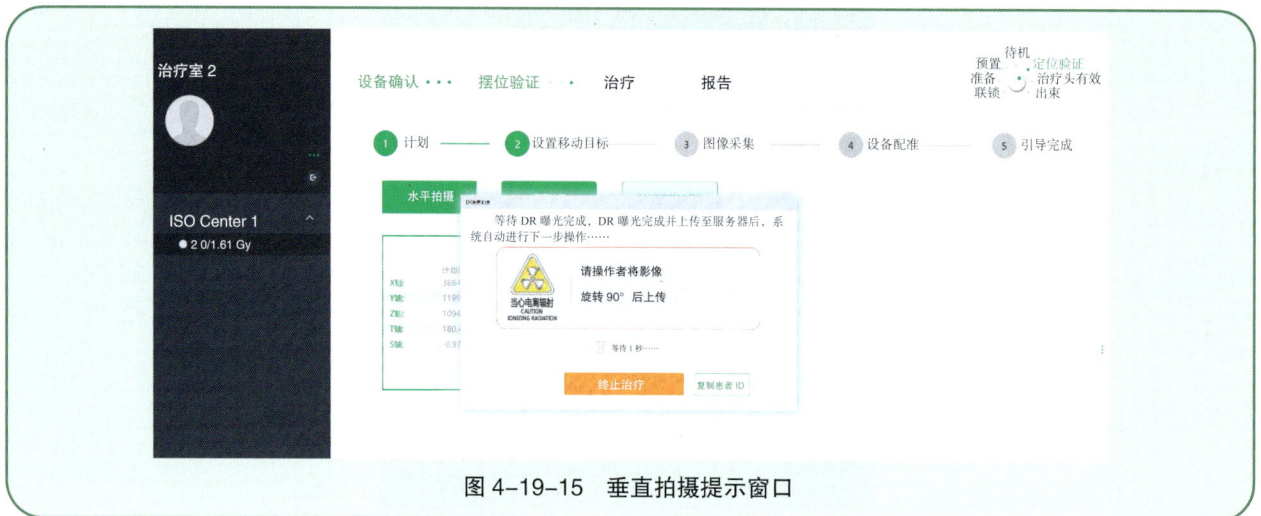

图 4-19-15　垂直拍摄提示窗口

（16）拍摄完成后点击"旋转与翻转"，垂直 DR 图像旋转 90° 后调节灰度值，点击"▣➡"选择"HOST1"，点击"确定"，完成 DR 图像上传 ciGPS 系统操作，见图 4-19-16。

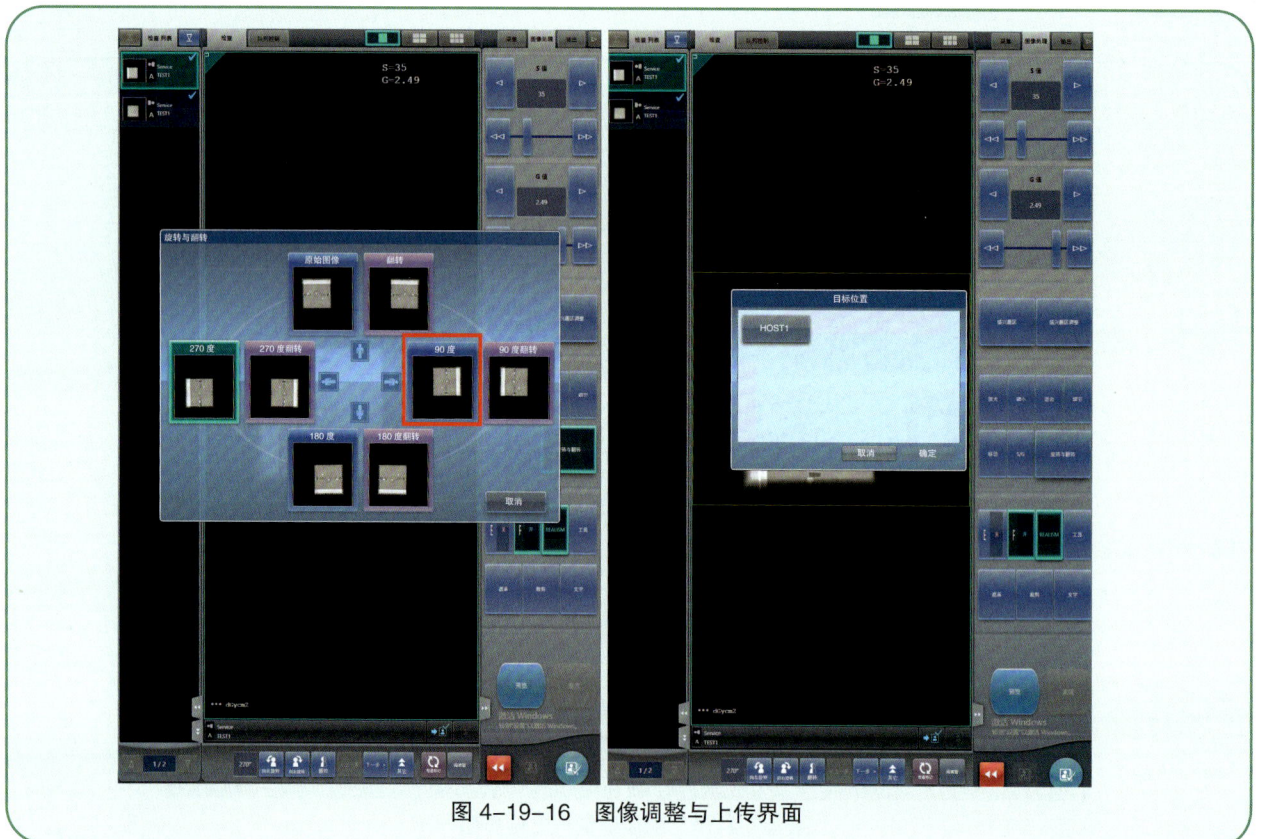

图 4-19-16　图像调整与上传界面

（17）同时持续按下 TCP 的 DR 运动使能按钮和定位验证按钮，使 DR 运动到初始位置。等待 ciGPS 系统的验证结果，见图 4-19-17。

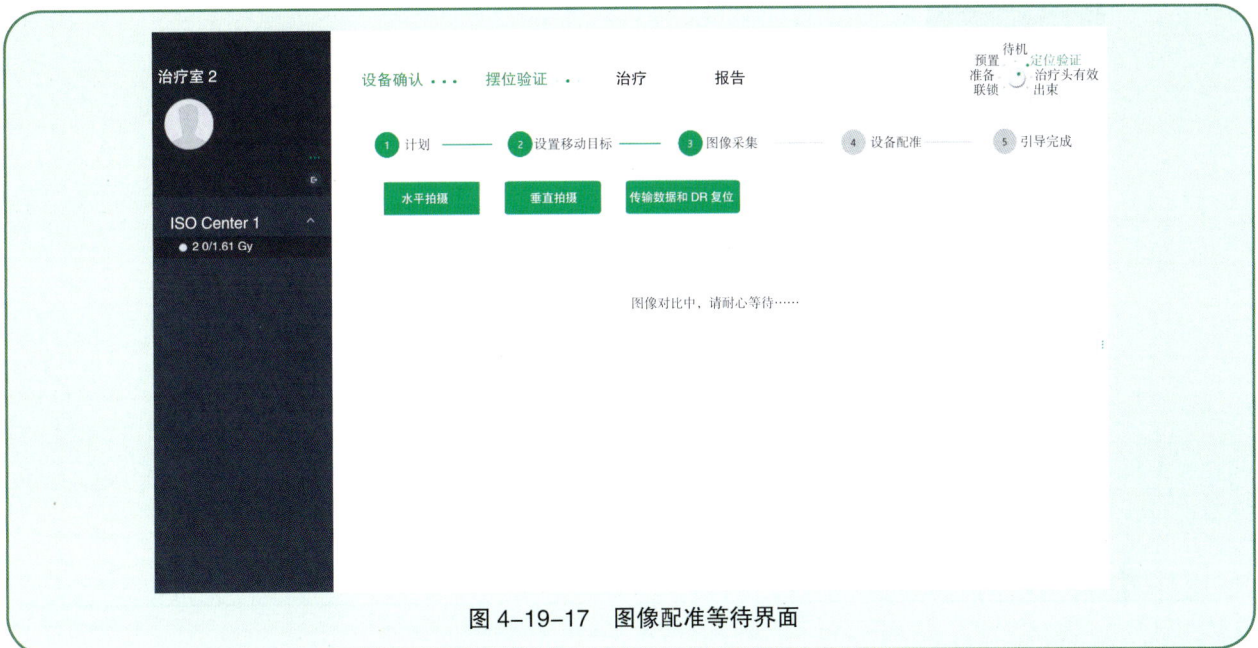

图 4-19-17　图像配准等待界面

注意事项：若患者为同一计划多个射野不进行第二次配准，点击跳过摆位验证，直接进入补偿器，见图 4-19-18。

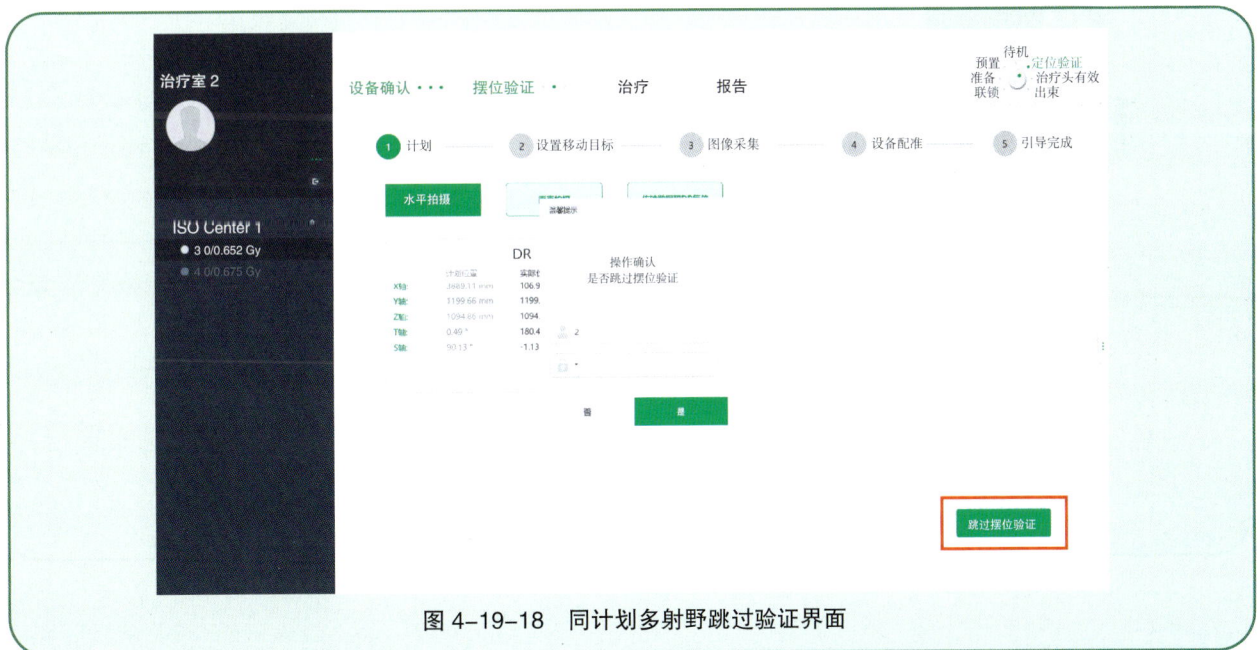

图 4-19-18　同计划多射野跳过验证界面

（18）配准完成后，将偏差数据信息发送至 TCS 系统，见图 4-19-19。

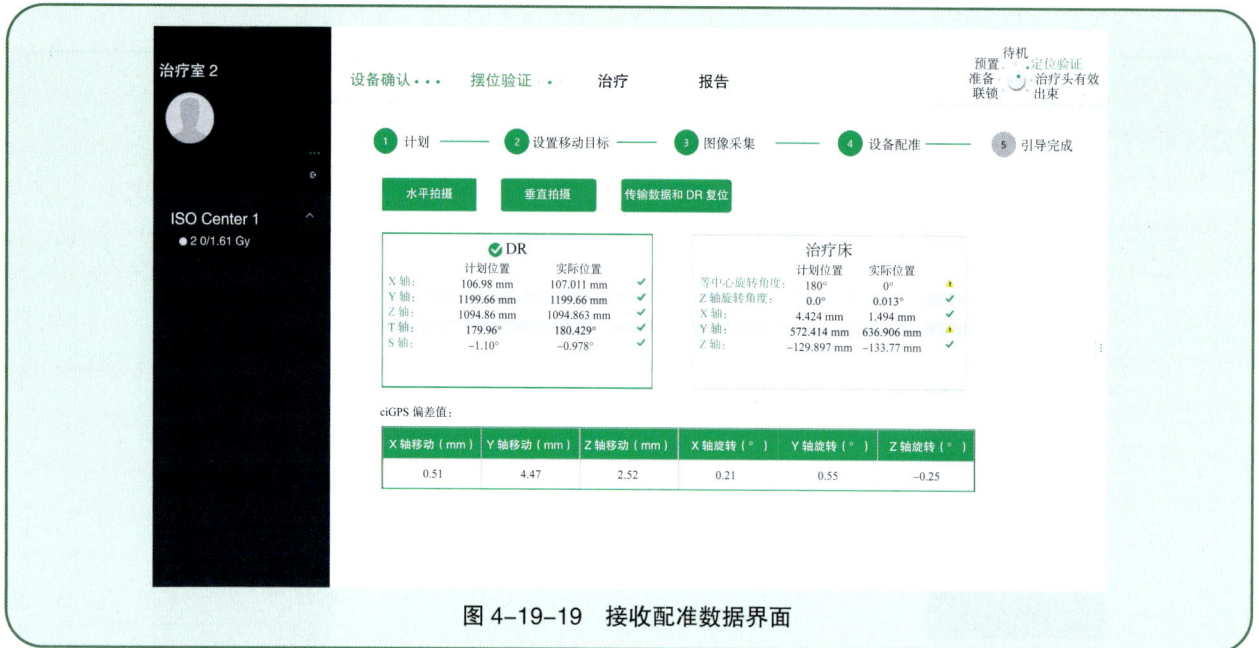

图 4-19-19　接收配准数据界面

（19）摆位验证完成后点击关闭，安装补偿器托架，安装补偿器，见图 4-19-20。

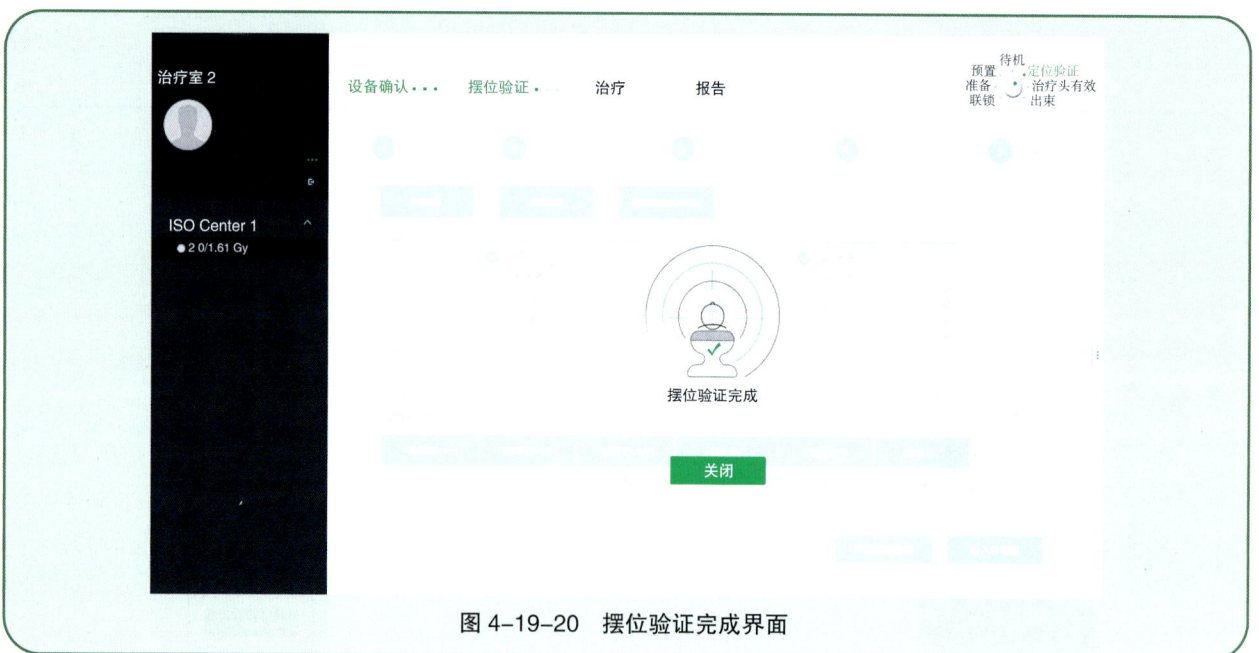

图 4-19-20　摆位验证完成界面

（20）定位验证完成，点击进入补偿器，确认补偿器编码准确无误，点击"　是　"进入治疗，见图 4-19-21。

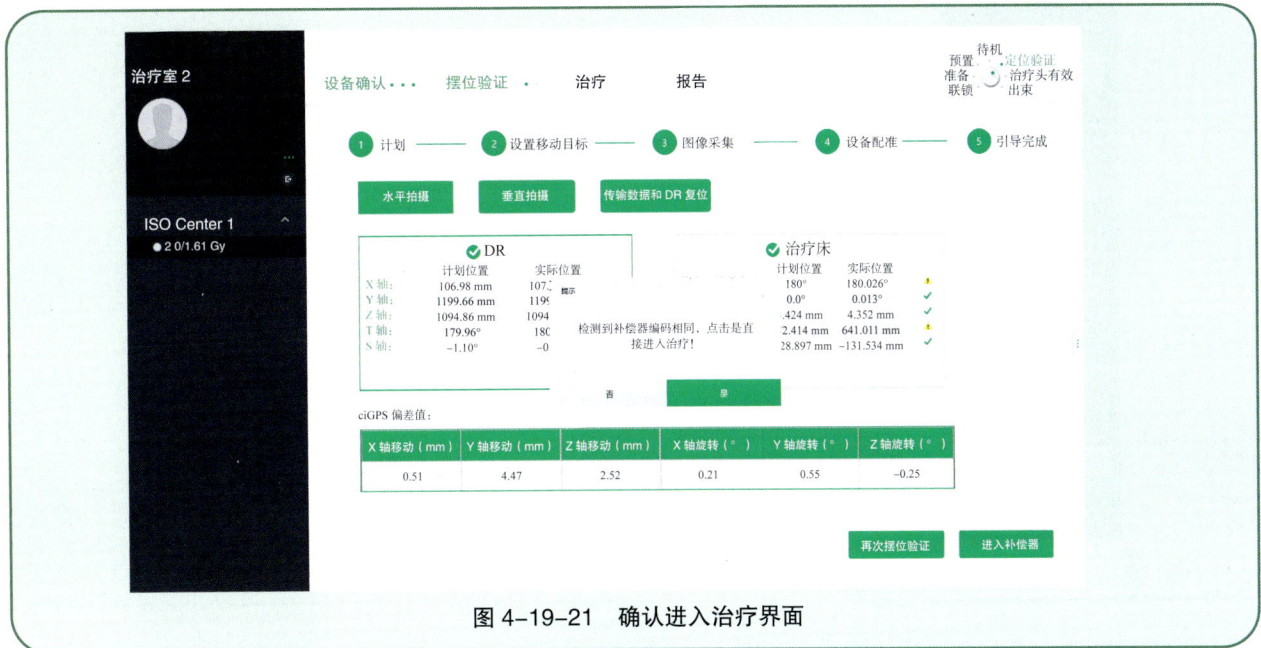

图 4-19-21　确认进入治疗界面

（21）剂量配送系统准备就绪，点击"申请束流"，见图 4-19-22。

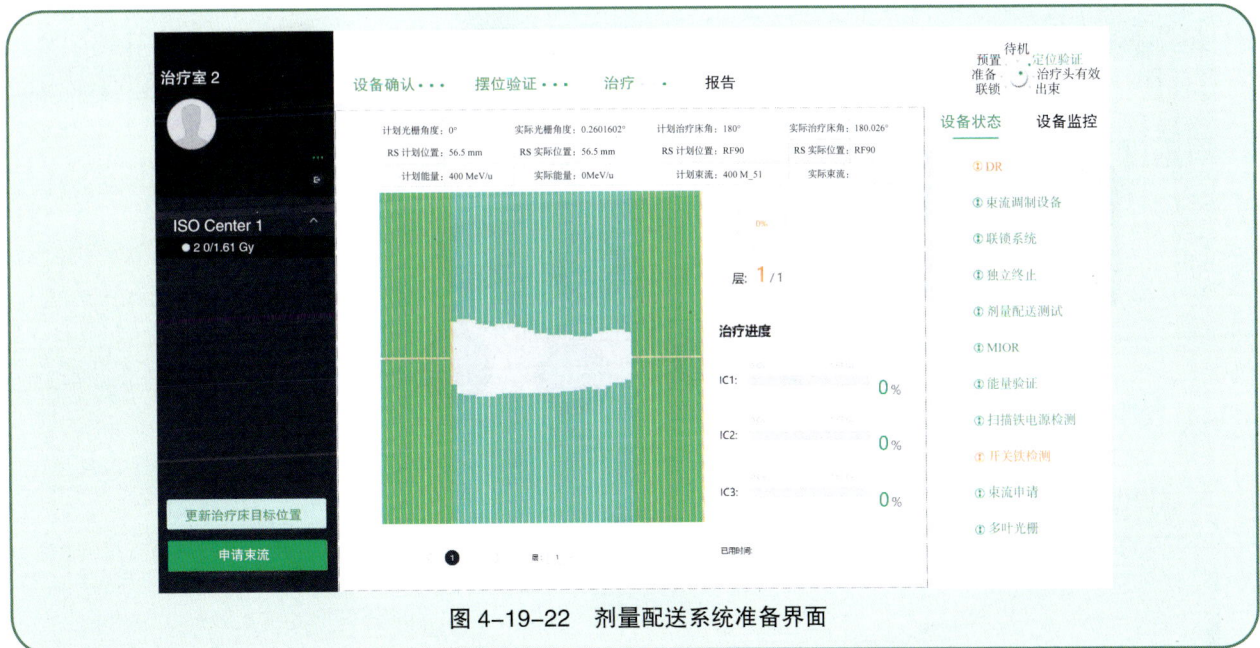

图 4-19-22　剂量配送系统准备界面

（22）TCP 进入准备状态，见图 4-19-23。

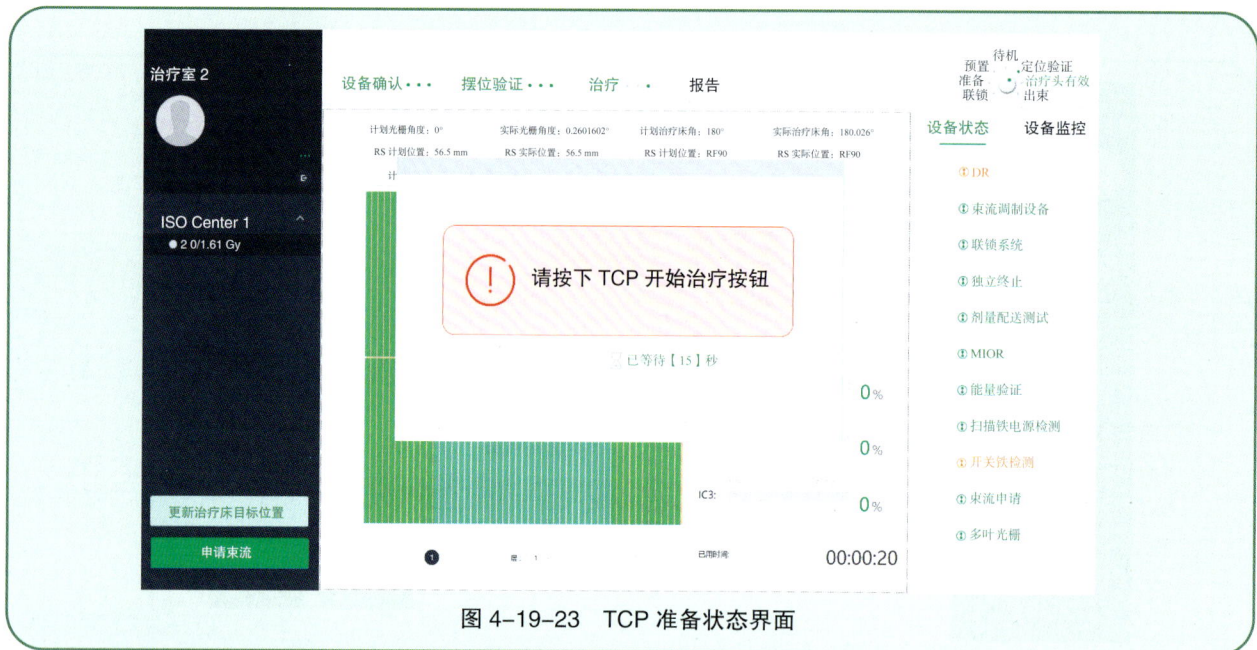

图 4-19-23　TCP 准备状态界面

（23）点击 TCP 的开始治疗按钮，见图 4-19-24。

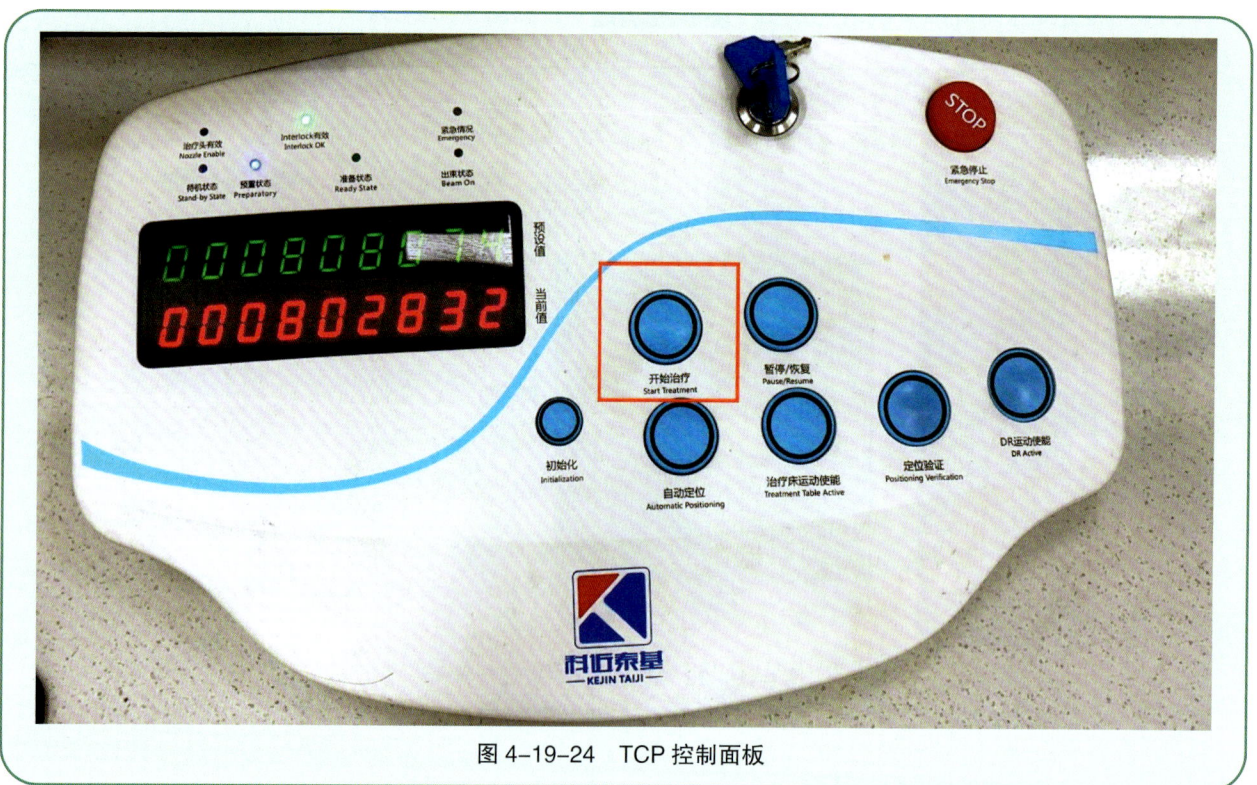

图 4-19-24　TCP 控制面板

（24）此时标定界面窗口消失，进入出束状态，蜂鸣器响起。等待 IC1、IC2、IC3 数据到达 100%，完成剂量配送，见图 4-19-25。

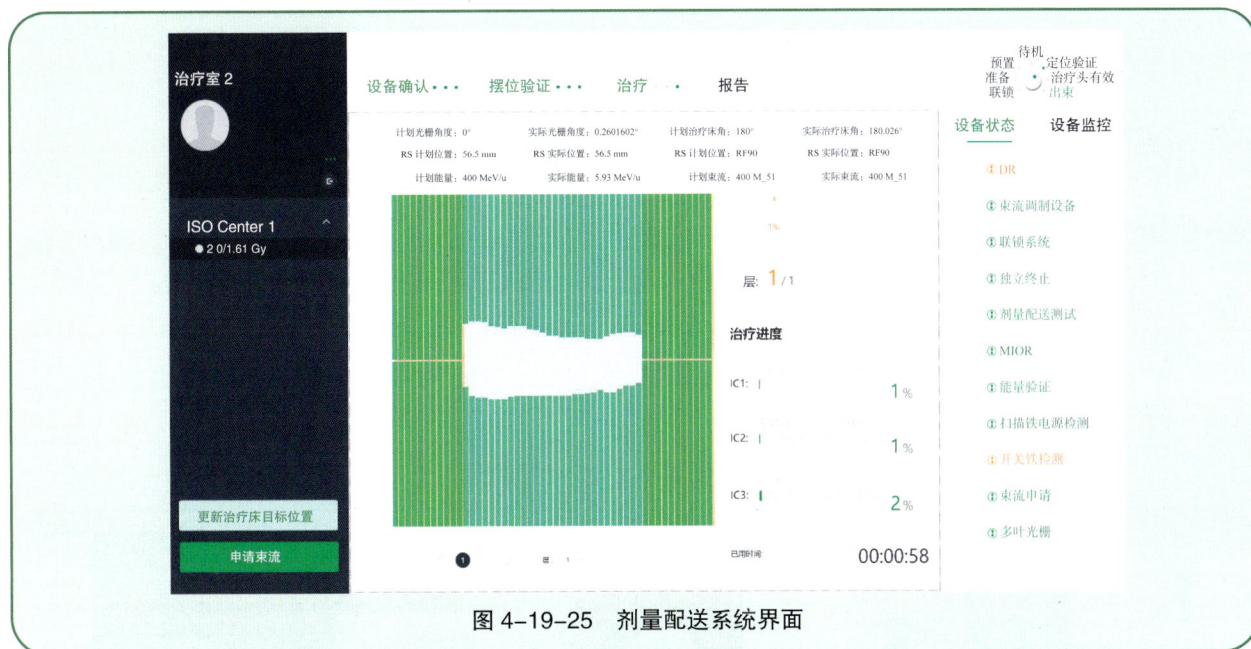

图 4-19-25　剂量配送系统界面

（25）治疗结束点击"发送至 OIS"，点击"确认"将报告上传，治疗结束，见图 4-19-26。

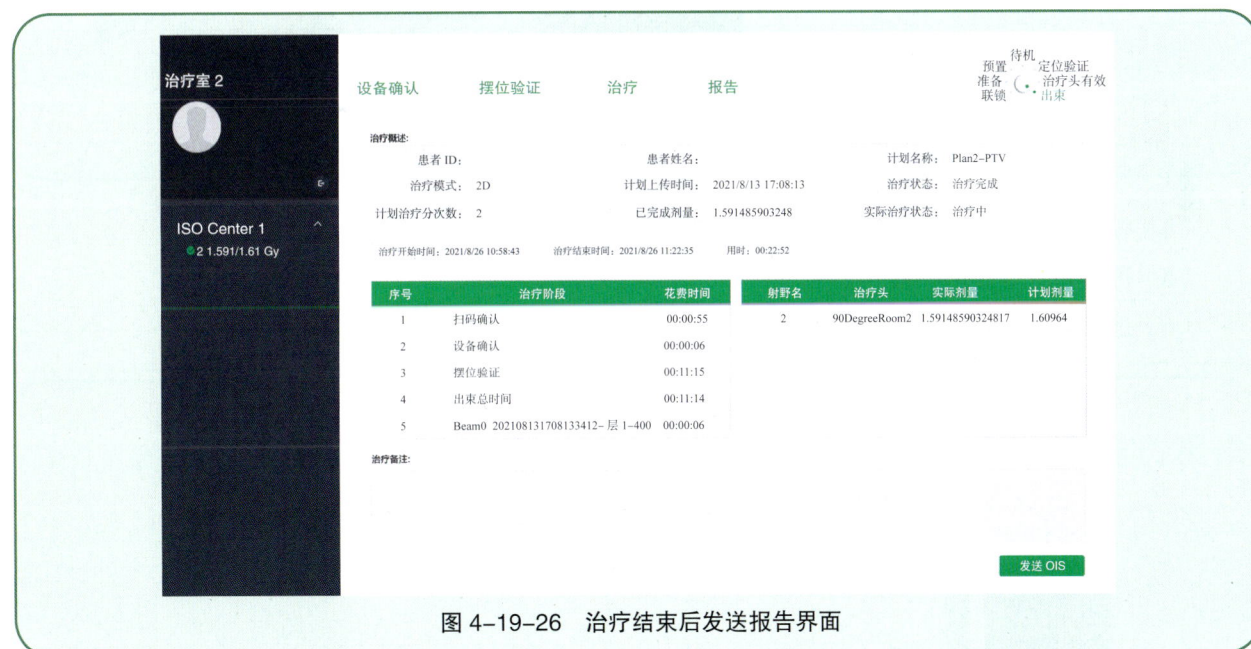

图 4-19-26　治疗结束后发送报告界面

注意事项：治疗时两名放射治疗技师必须检查、核对患者的全部信息，确保患者信息准确无误、完全一致方可执行治疗。

第二十章 碳离子治疗系统排程（OIS V2.0）

一、OIS 系统

碳离子治疗系统终端排程系统（OIS）主要用于患者治疗计划排程和日常 QA，该系统使放射治疗流程各环节协同有序，避免差错，保证治疗安全，提高工作效率。

二、利用 OIS 排程

（1）打开碳离子治疗系统终端 OIS，见图 4-20-1。

（2）点击进入 OIS 系统。

（3）输入用户名、密码，见图 4-20-2。

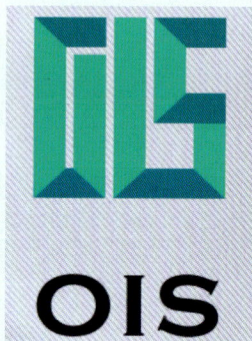

图 4-20-1 碳离子治疗系统终端 OIS

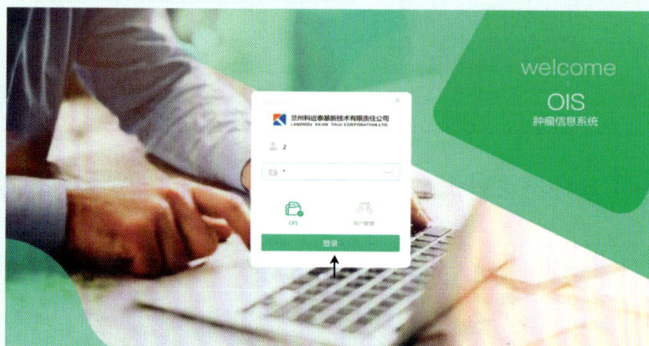

图 4-20-2 OIS 系统登录界面

（4）登录 OIS 系统。

（5）进入 OIS 肿瘤信息系统界面。

（6）选择患者相对应的治疗室信息，见图 4-20-3。

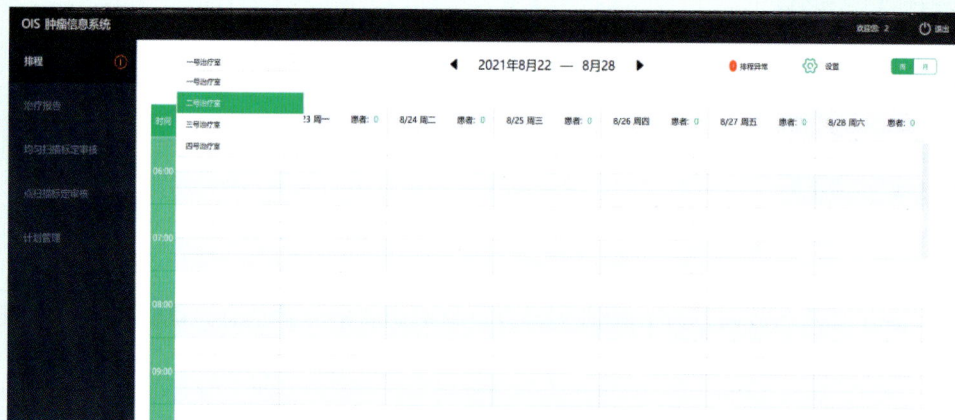

图 4-20-3 治疗室选择界面

（7）确定排程日期，在空白处点击右键，选择添加，见图4-20-4。

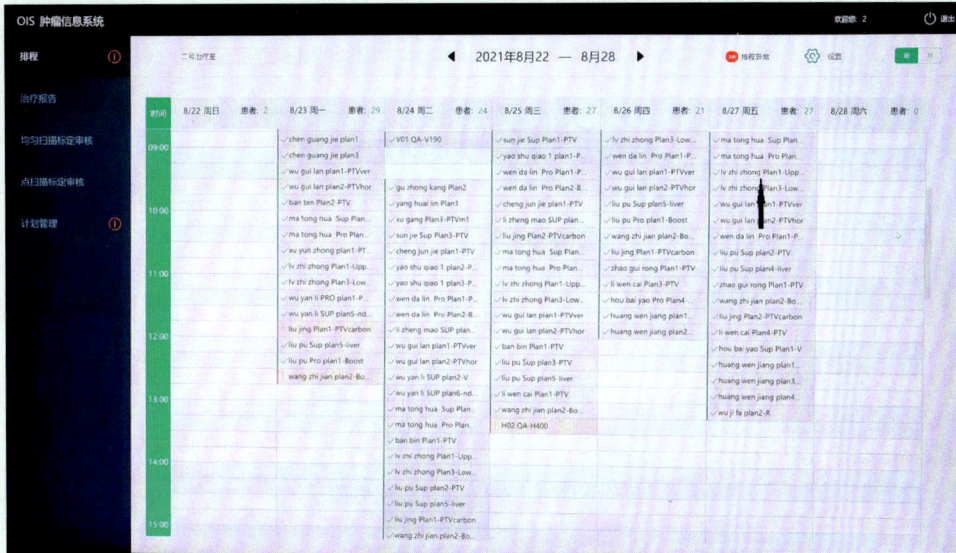

图 4-20-4 排程添加界面

（8）点击患者姓名选项卡，选择患者姓名，见图4-20-5。

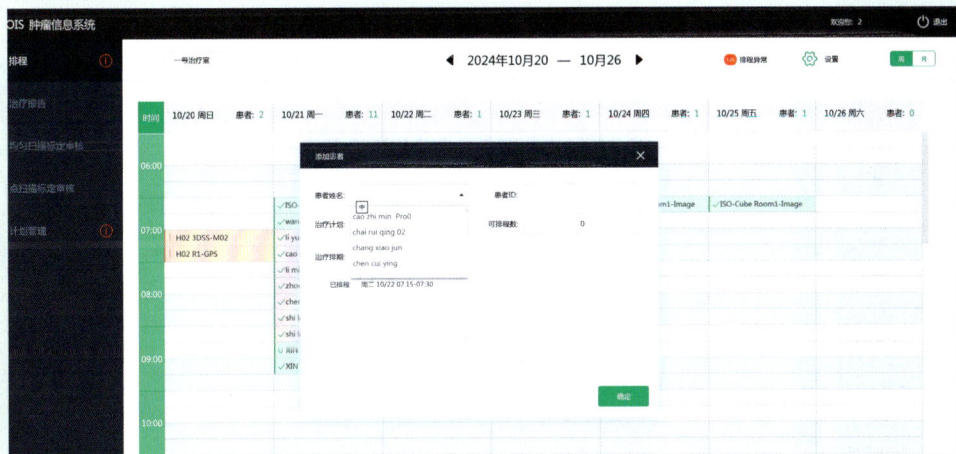

图 4-20-5 选择患者姓名界面

（9）点击治疗计划选项卡，选择治疗计划，见图4-20-6。

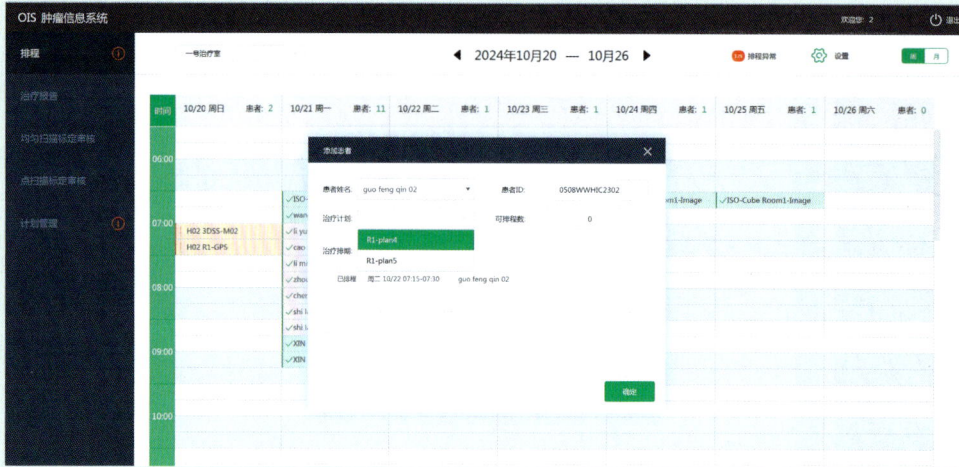

图 4-20-6　选择治疗计划界面

（10）核对患者排程信息无误后点击确认，显示排程保存成功，见图4-20-7。

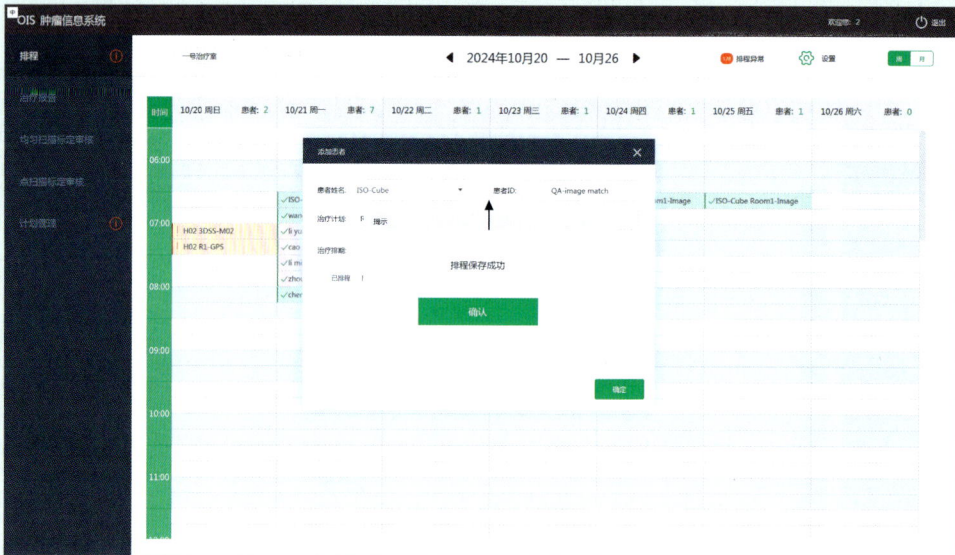

图 4-20-7　确认排程界面

（11）如需重新排程，可点击删除当前排程或删除该患者所有排程，然后重新排程，见图4-20-8。

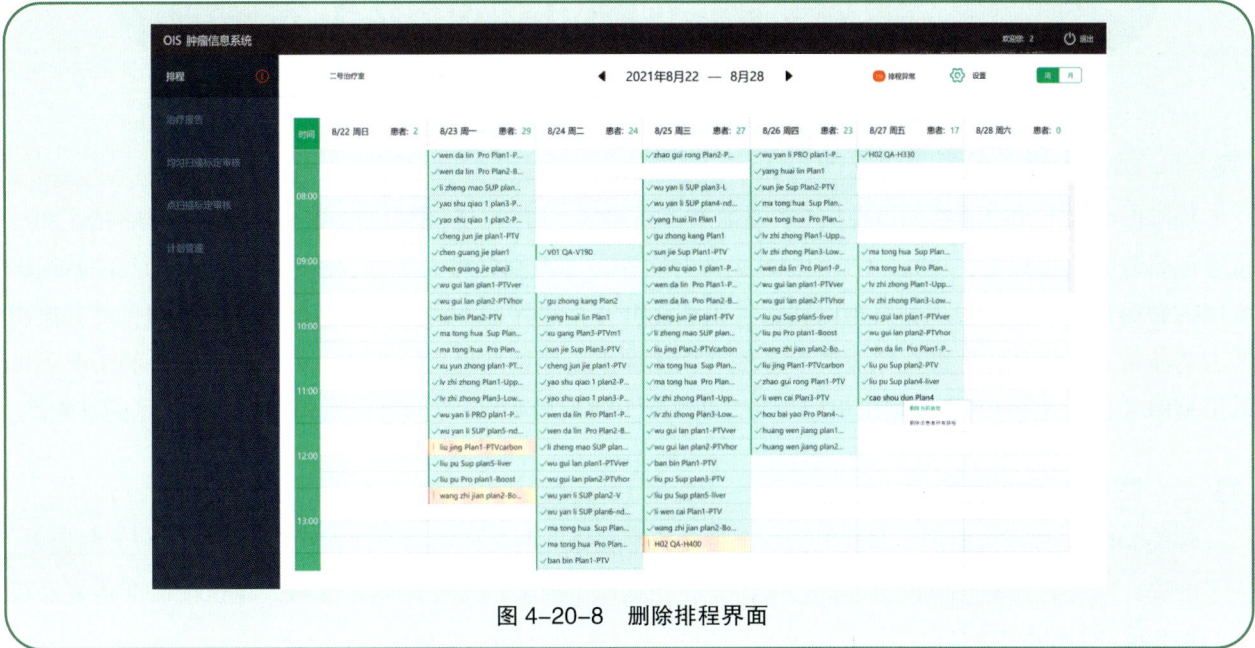

图 4-20-8　删除排程界面

第二十一章　碳离子磁共振模拟定位

一、磁共振模拟定位的必要性

现阶段碳离子治疗通常采用平扫CT图像来计算剂量，增强CT图像供医师勾画需要照射的靶区和尽量避免照射的危及器官。然而，CT图像软组织分辨率低，特别是对头颈部、前列腺、盆腔和其他软组织区域的肿瘤显像不佳，很多肿瘤难以和正常组织区分开，边界也不清晰，但这些器官的肿瘤在磁共振图像上却非常容易辨认，医师往往需要参考磁共振图像来更加精准地确定靶区。因此，在必要的情况下可采用MRI模拟定位和CT模拟定位相结合的方法来更好地勾画靶区，这样可以大幅提高照射靶区的准确性。

二、定位辅助设备准备

常规MRI扫描床为曲面，而放射治疗定位床为平板床。两种模态的图像在融合时会引入较大的误差，为了解决此问题，在磁共振模拟定位之前需要在扫描床上放置一块专用定位底板，定位前需准备好底板和Lok-Bar，见图4-21-1。

三、定位扫描

（1）为确保体位的精准性和一致性，磁共振室设置了一套与CT室匹配的外置激光灯系统。

（2）将固定患者的负压袋放置于定位板上，定位前确保患者不带金属物品且体内无金属，特殊情况须明确和核对。按体表标记线进行患者摆位，见图4-21-2。

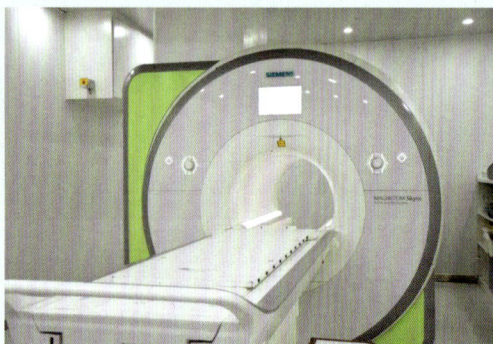

图 4-21-1　磁共振扫描床　　　　　　　　　　图 4-21-2　患者摆位固定

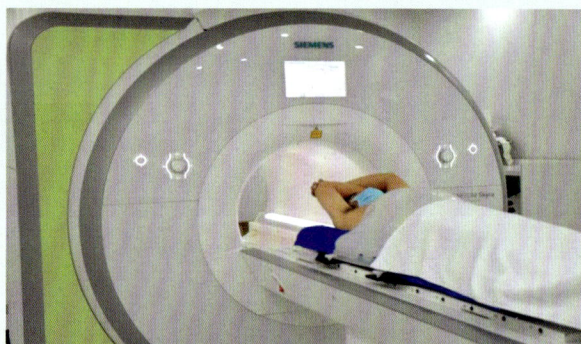

（3）固定好患者后由磁共振室的技师放置线圈开始扫描，见图4-21-3。在扫描结束前扫描技师需让诊断医师浏览序列、图像，看是否需要加扫序列及其他扫描问题。患者做完检查后，需立即传输图像，将有需要的图像传到主管医师所指定的系统（Pacs、Daatu、Varian、Monaco）。

四、定位注意事项

（1）为确保图像融合的精准性，磁共振定位时患者摆位精度必须与CT定位时保持一致，尤其是特殊患者的摆位。

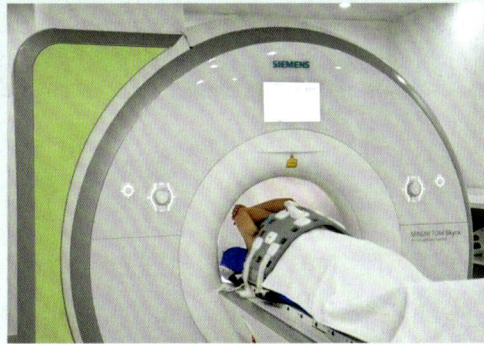

图 4-21-3 放置线圈准备扫描

（2）磁共振定位与 CT 定位时扫描图像层厚必须保持一致。

（3）常规诊断的磁共振图像不一定是放射治疗技师所需要的序列，所以磁共振定位技师在扫描前务必与主管医师做好沟通工作，按需要扫描特定的序列。

第二十二章　碳离子治疗患者CT复位

一、复位的意义

当前放射治疗的体位验证技术可谓手段多样，如电子射野影像系统（electronic portal imaging device，EPID）、图像引导放射治疗（image-guided radiotherapy，IGRT）、常规模拟复位机、CT、MRI等。每一种不同的体位验证都有其特殊的优劣之处，但总结来看，大概有两种：一种是以三维重建平面密度分辨率为主的验证技术；另一种是以空间对二维平面密度投影分辨率为主的验证技术，如常规模拟机的复位、IGRT。甘肃省武威肿瘤医院重离子中心使用西门子大孔径专用定位CT，每位患者在碳离子治疗前，采用CT复位来确定治疗靶线，为每次治疗时DR体位验证获取初始参考位置，从而提供更高精度的治疗。

二、大孔径CT复位的标准操作流程

1. 获取患者复位图

物理师根据患者计划制作患者复位图，并交付技师。复位单中移床数据是治疗计划中靶区中心和最初CT定位时初始线所确定的中心之间的一个相对位移数据，X轴方向、Z轴方向通过移动激光灯来实现位移，Y轴方向则通过进出CT床来实现位移。

2. 确定治疗靶线

复位前降低床的高度，方便患者上治疗床，让患者恢复与制作模具时一致的体位，对齐体表标记线，通过移床使激光灯对准到最初的初始定位线上。假设对图4-22-1中的患者进行复位，在对齐初始线后，根据复位单上移床数据，开始移动激光灯及进床或出床。

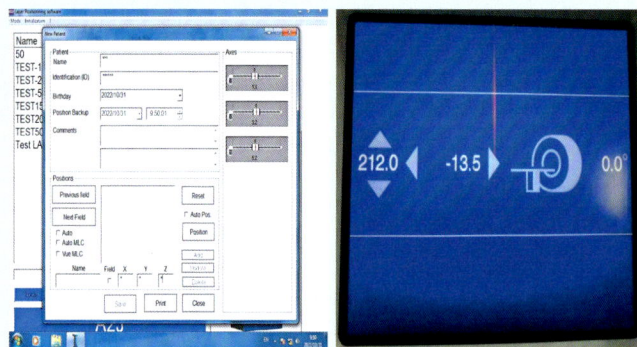

图中X轴、Y轴、Z轴方向数值均来自复位单中的移床值。

图4-22-1　激光灯控制程序界面与CT床值显示屏

（注：复位单中移床值的正负是源于移床，但是在复位时要通过移动激光灯来反向实现移床。）

由图4-22-2可知，通过移动激光灯及移床得到3个标记点，贴好胶布，用记号笔做好标记，做标记时统一用红色记号笔，标记清楚计划与靶区名称。

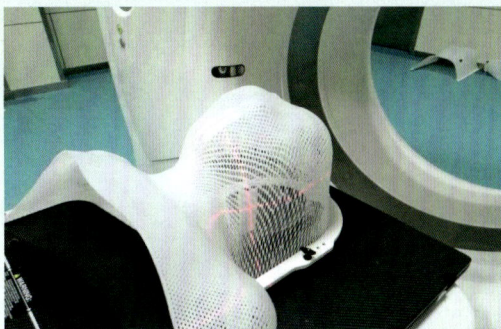

图 4-22-2　定位示意

3. 治疗位置验证

在得到的标记点上贴 Marker 点，进行 CT 扫描。扫描范围尽可能缩小，控制在 Marker 点上下 10 层范围内，层厚 1 mm。通过 CT 自带测量工具，可以测到靶区中心点与皮肤表面 0°、90°、180°、270° 方向的距离，通过与物理师给出的患者复位单中各个方向距离进行对比，来确定复位是否精确，应保证误差在 3 mm 内。在 Y 轴方向上，可以通过一些明显的骨性标志及影像解剖图来加以确定位置是否精准，这些位置的确定必须由主管医师来确认。

4. 注意事项

（1）CT 复位验证过程中对移床数据一定要确认无误，避免人为误差的出现。

（2）在未确定 CT 扫描验证靶线是否合适时尽量减少扫描层数，避免患者受到不必要的辐射。

（3）在复位完成后对靶线的标识一定要清晰准确，尤其是多个靶点比较靠近时，可以采用不同颜色的标记笔来加以区分。

5. 患者 CT 位置验证流程

患者 CT 位置验证流程见图 4-22-3。

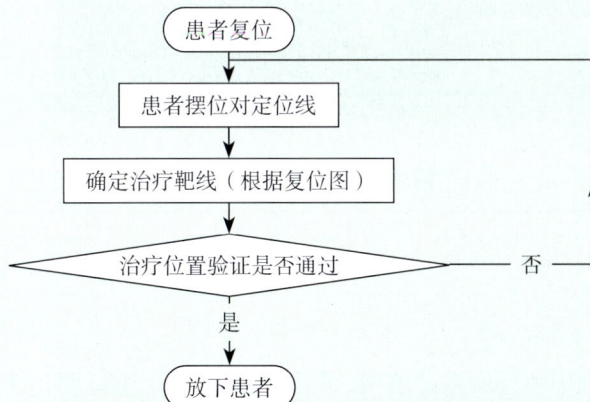

图 4-22-3　患者 CT 位置验证流程

第二十三章　大孔径定位 CT

CT 是目前临床依赖的重要检查手段之一，造影剂注射能对多个病种进行检查。放射治疗从二维发展到三维，治疗精度大大提升，其中 CT 也起到重大作用。甘肃省武威肿瘤医院重离子中心现在用的 CT 的型号为 SOMATOM DEFINITION AS 64。以下为大孔径 CT 在放射治疗中的具体使用操作流程。

一、启动系统

1. 开机

CT 机的总电源一般都处于连接状态，开机时，直接按下手操作板上的"⊙"（Power）键，机器进入开机画面。Power 键上方是计算机开机键，单独按下此键时只开启计算机，机架不会启动，最上面的键是强制启动键，机器出现故障，启动失败时可按下此键。另外，操作面板上还集成了麦克风和听筒，可根据情况跟患者交流。

2. 启动检查系统

待机器进入检查界面，此时会自动弹出"Checkup"对话框，点击"Checkup"后按下"Start"键进行预热，见图 4-23-1。

注意事项：CT 闲置 4 小时要做一次自动校准。

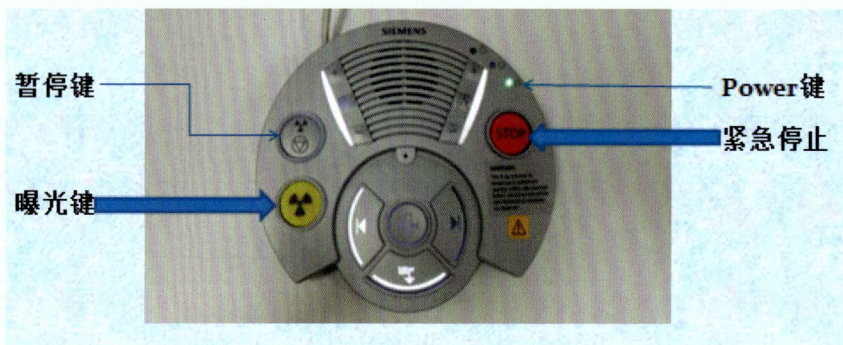

图 4-23-1　CT 操作面板

二、准备患者

1. 对患者进行登记

在登记患者信息的对话框中填写所有必填项，如姓名、ID、出生日期、性别和年龄。

2. 选择扫描协议

（1）在患者模式对话框中，选择所要进行扫描的部位，如头部、胸部、腹部、盆腔部等，见图 4-23-2。

（2）在选择列表中选择所需的扫描协议。

（3）点击确认。

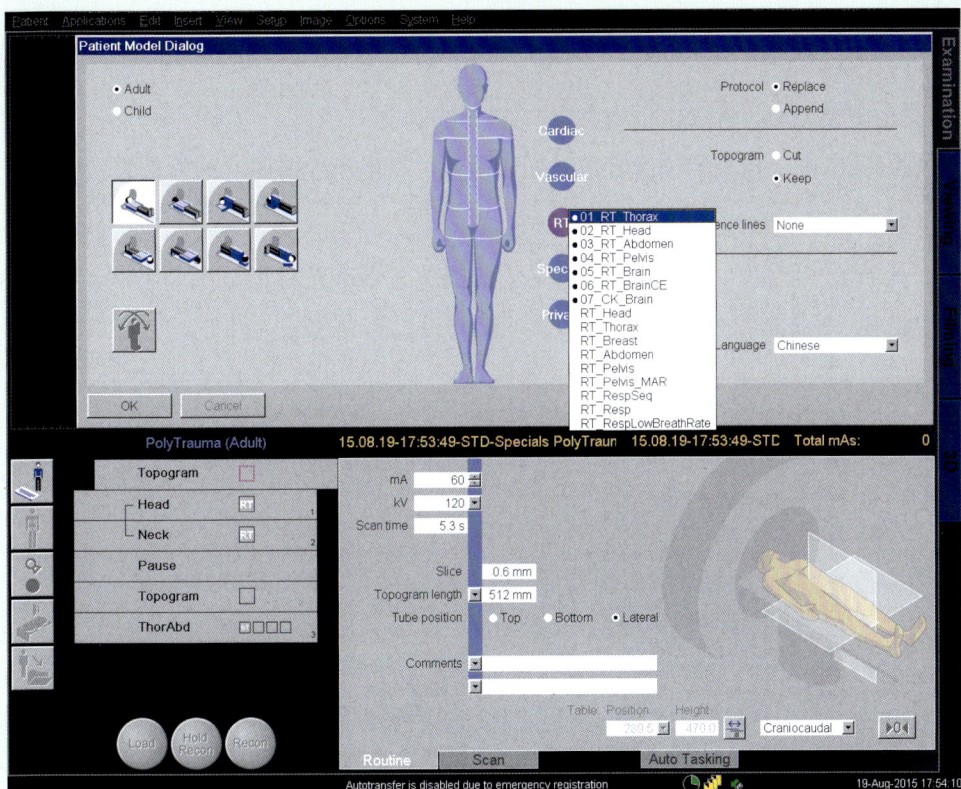

图 4-23-2 CT 患者模式设置界面

3. 患者定位

（1）在机架操作界面上，调整检查床高度，见图 4-23-3。

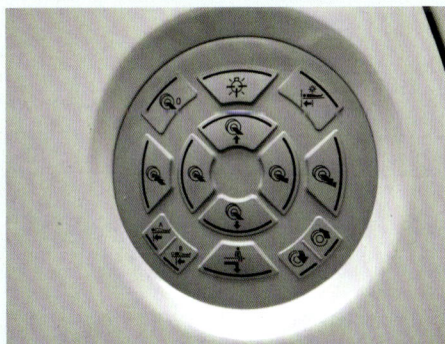

图 4-23-3 CT 机架操作面板

（2）核对患者信息及固定模具，确认无误后进行摆位。

（3）打开激光灯，摆放好患者定位使用的固定模具。

（4）患者摆位，设定初始定位线，贴好铅点。

（5）设置扫描起点，使用水平移动键调整检查床的纵向位置。

三、准备检查

1. 检查定位像参数

（1）在扫描次序列表中，选择定位像条目。

（2）在常规参数卡中，检查定位像参数，如管电流、管电压、层厚、球管位置。

2. 装载定位像

点击显示框下面的"Load"键进行定位像采集，因患者身高及扫描范围的不同调整定位像长度，以达到扫描范围的要求，见图 4-23-4。

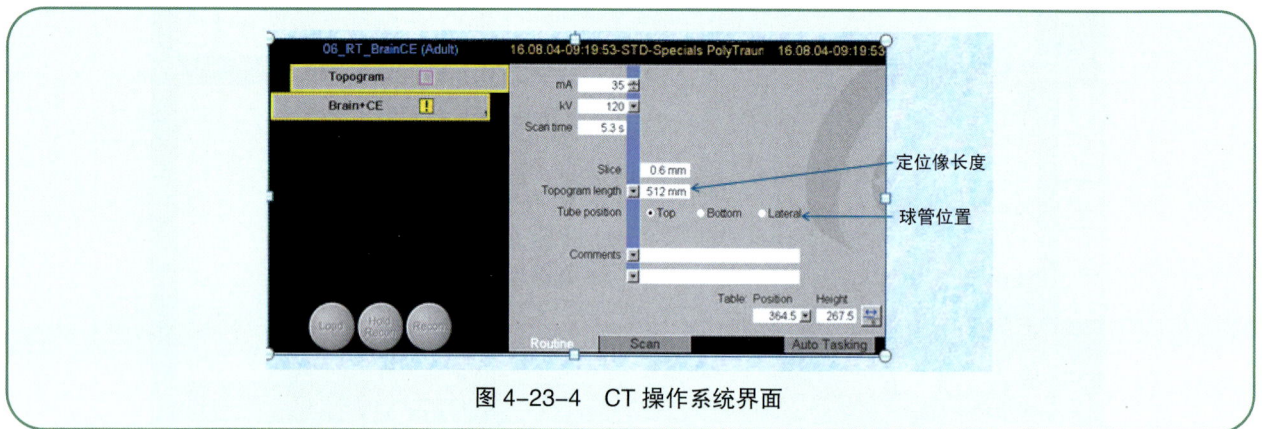

图 4-23-4　CT 操作系统界面

3. 采集定位像

（1）定位像将显示在检查卡的左上像格中，如果已配置，则"CARE profile"显示在定位像的左侧。

（2）后续条目的扫描范围和重建范围显示在定位像中。

（3）未选中条目以灰色显示，选中条目通过以下颜色编码表示。

1）蓝色：扫描范围。

2）紫红色：选中的重建范围。

3）白色：未选中的重建范围。

4）黄色：无效的扫描 / 重建范围。

5）橙色：辐射区域。

4. 高压注射器

如果需要 CT 增强扫描，此时需要使用高压注射器。设定注射造影剂的数量参数、流速，常规 B 筒注射器用生理盐水试针。

（1）设定参数：可设定的参数包括图 4-23-5、图 4-23-6 中"▇▇▇"区域内数值，设定后保存。

（2）注射造影剂：须和 CT 扫描的"Start"键同步进行。

（3）扫描时须时刻注意患者情况，有不适反应立即停止扫描。

（4）患者扫描完成后，点击返回键，进行下一个患者扫描。

四、相关页面操作

（1）扫描界面，见图 4-23-5。

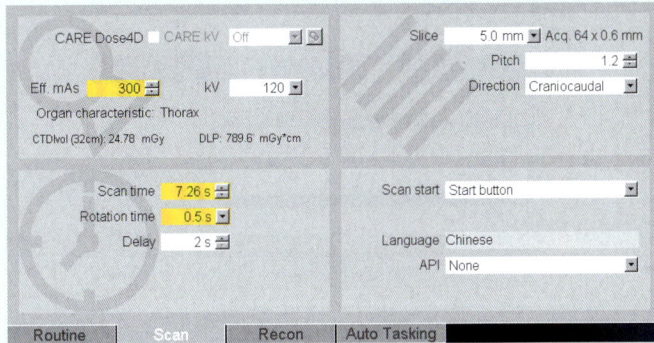

图 4-23-5　CT 扫描设置界面

（2）重建界面，见图 4-23-6。

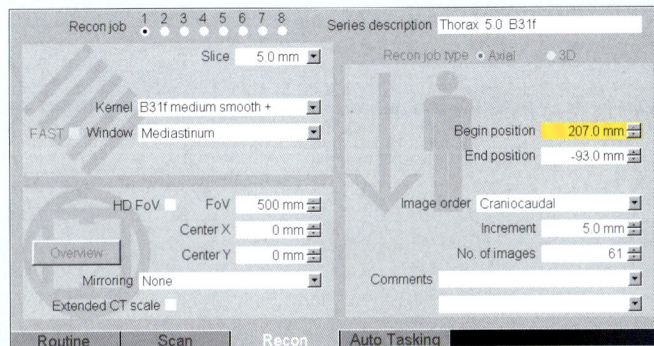

图 4-23-6　CT 重建设置界面

（3）自动任务界面，见图 4-23-7。

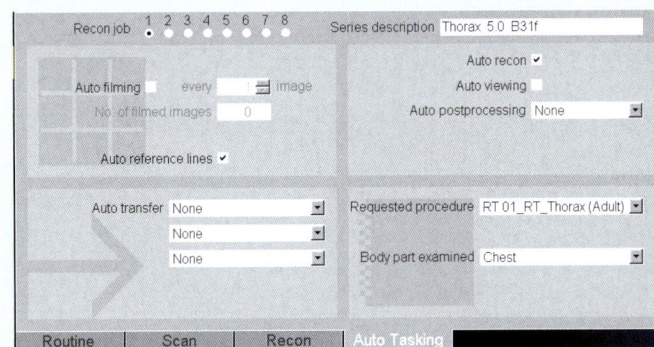

图 4-23-7　CT 自动任务界面

（4）患者扫描结束后，将图像传输到医师要求的计划系统上，见图 4-23-8。

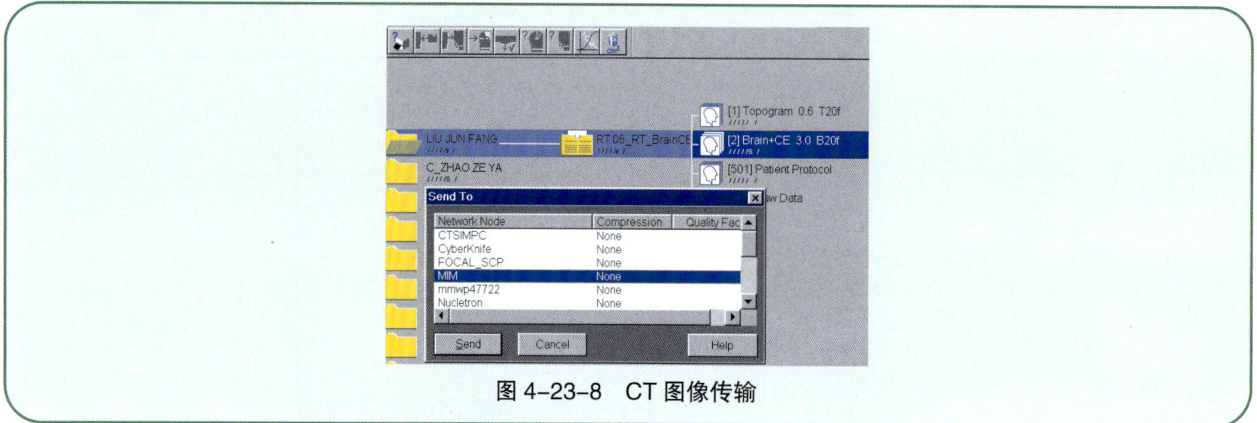

图 4-23-8　CT 图像传输

（5）扫描完的患者图像有时需要后处理，在图像的层厚或角度上进行重建，主要使用 3D 后处理软件。选择合适的层厚进行重建后，可以再点击"Filming"进行 CT 胶片的打印。

（6）如果需要刻盘，打开患者浏览器，点击"transfer"下的"export"选项即可。

五、卸载患者

（1）按下卸载键，将检查床从机架内退出。

（2）进入机房将患者身上的模具取下，检查结束。

六、各部位扫描范围汇总

头部：头顶—锁骨。

颈部：头顶—隆突（气管分叉）。

胸部：下颌骨—肝下缘（L_3/膈下）。

腹部：隆突—L_4 下缘（妇科至坐骨结节）。

盆腔：L_2 上缘至会阴。

乳腺：下颌骨—膈下。

四肢：手术范围—上下两个主要关节。

第二十四章　碳离子治疗恒温水箱

热塑膜是常见体位固定装置之一，而恒温水箱是使用热塑膜的必须辅助设备，见图 4-24-1。电热恒温水箱规范操作如下。

（1）将恒温水箱放在固定平台上，轻摇检查并确保其稳定性。

（2）先将排水口开关关闭，再将水注入水箱内。

（3）将按钮调至"OFF"，接通电源。

（4）设定温度，一般为 75℃。先按温度仪的功能键"SET"进入温度设定状态，设定显示灯亮，再按移位键配合加键"△"或减键"▽"，设定结束按功能键"SET"确认。

（5）将开关按钮调至"ON"，水箱开始加热，水温逐渐升高，直至达到设定温度。

（6）水温恒定后即可使用。

（7）工作结束后，关闭电源。

（8）定期加水，防止干烧。若使用自来水，应定期清洗。

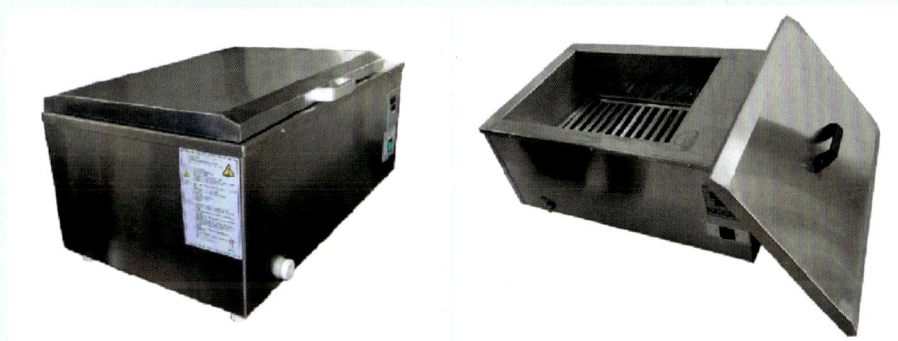

图 4-24-1　恒温水箱实物图

第二十五章 碳离子治疗患者位置确认

一、意义

患者位置确认在整个碳离子治疗过程中是极为关键的一步，可以说所有的体位精确固定都是为了最后更精确、更高效的位置确认做铺垫，所以患者的位置确认对医师及技师的技术要求相对更严格，医师和技师必须具有扎实的影像解剖学基础，以及丰富的患者位置确认经验。在摆位的过程中严格遵守摆位流程规范和 ciGPS 软件操作，做到精益求精、严把质量关。

二、患者位置确认流程

以胸腹部肿瘤患者位置确认为例，按照摆位要求，将患者置于需治疗的等中心点处，见图 4-25-1A，按患者治疗所需，将 DR 设备操作控制至等中心点处，见图 4-25-1B。按照位置确认的要求，进行正交验证，见图 4-25-1C、图 4-25-1D。在控制 DR 的过程中，要严格注视 DR 臂与治疗床的距离，防止发生碰撞。

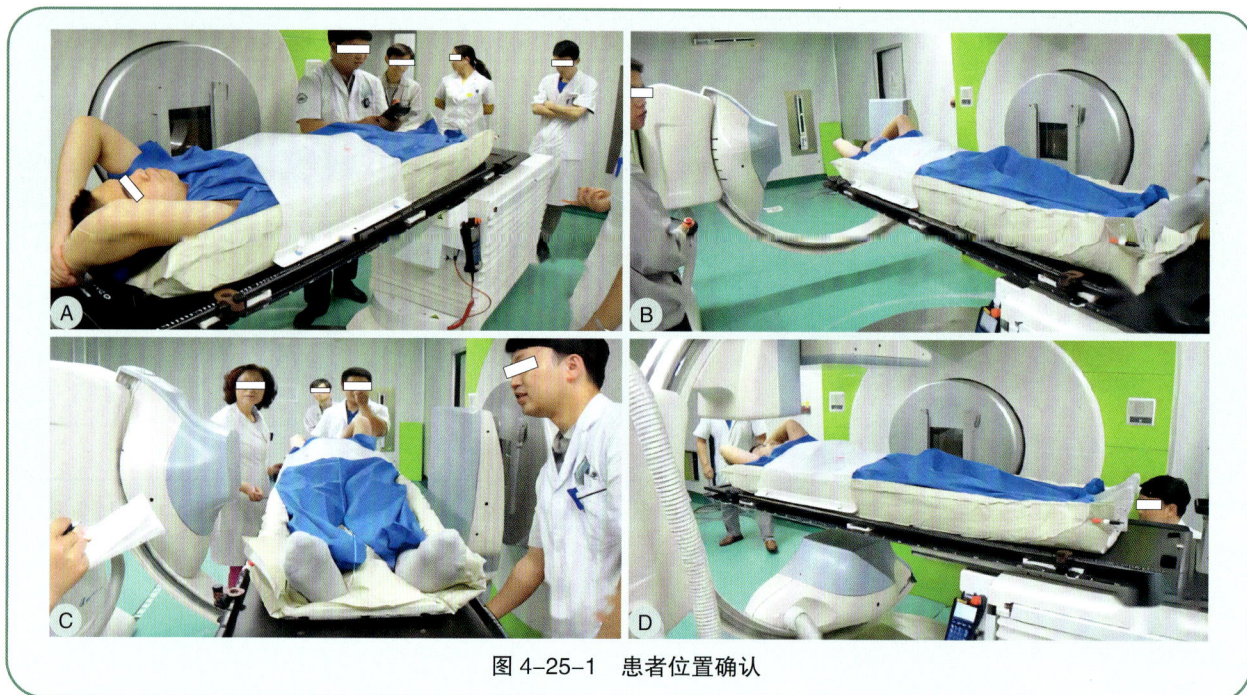

图 4-25-1 患者位置确认

三、专用设备

DR 设备和碳离子摆位验证系统（ciGPS）是进行患者位置确认的主要设备。

1.DR 设备

（1）DR 控制：可通过手柄对 DR 进行手动控制、自动控制和远程控制，也可根据不同的情况选择不同的模式进行控制，见图 4-25-2。

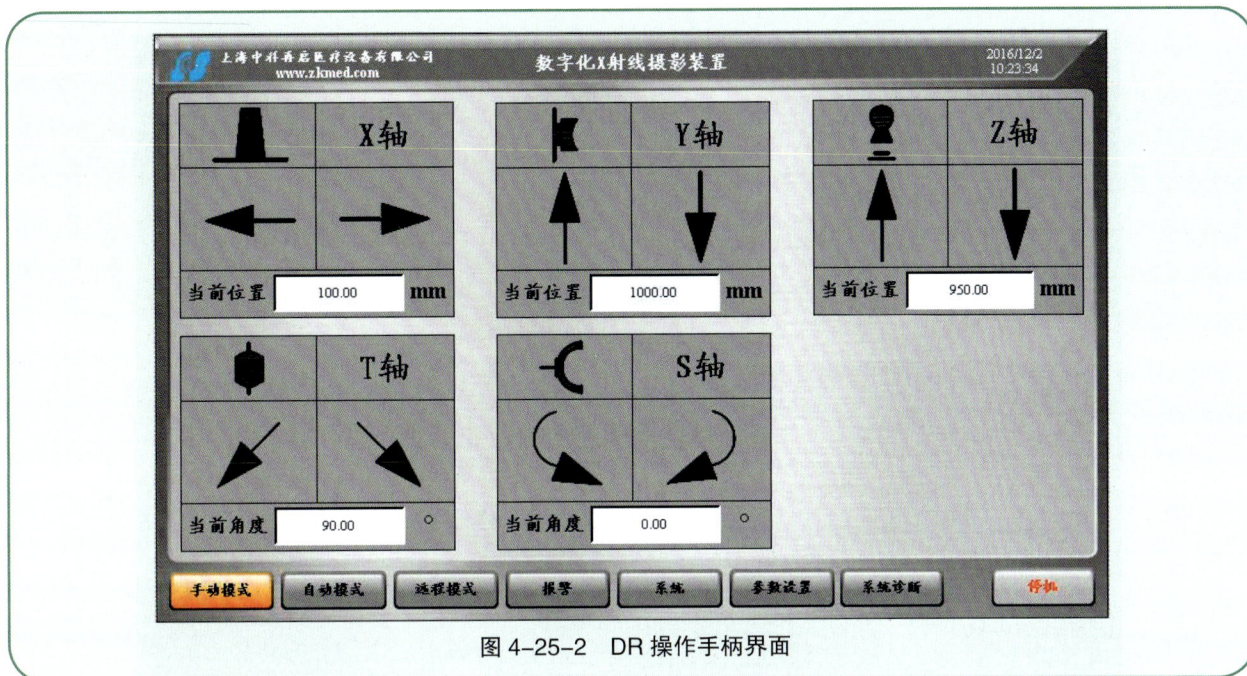

图 4-25-2　DR 操作手柄界面

（2）DR 拍片：登录后建立患者信息及选取合适的体位，调试 DR 参数，可按照表 4-25-1 中厂家给出的经调试的参数进行设置。待所有的参数都准备好之后，可按曝光按钮（长按 2 ～ 3 秒）进行曝光拍片。图 4-25-3 为已经拍摄好的 DR 图片。

表 4-25-1　DR 调试参数表

距离 1.8 m 时，柯尼卡板，东芝球管，CPI			距离 1.2 m 时，柯尼卡板，东芝球管，CPI		
拍片部位	KV	MAS	拍片部位	KV	MAS
骨盆	84	36	骨盆	84	32
胸部（正）	105 ～ 112	12.5 ～ 16	胸部（正）	105 ～ 112	12.5 ～ 16
胸部（侧）	112 ～ 116	12.5 ～ 18	胸部（侧）	110 ～ 114	12.5 ～ 18
腹部	75	45	腹部	68	32
腰椎（正）	90	90	腰椎（正）	91	80
腰椎（侧）	105	90	腰椎（侧）	100	80
头颅（正）	80	20	头颅（正）	75	20
头颅（侧）	80	20	头颅（侧）	75	20

曝光完成后，将 DR 图像传送至 ciGPS。

2. 碳离子摆位验证系统

（1）碳离子摆位验证系统

碳离子摆位验证系统通过治疗前定位 DR 系统产生的患者 DR 影像与治疗计划 CT 数据的配准，计算治疗床的偏移量来引导患者摆位过程，确保治疗位置的准确性。

导入患者数据，数据包含 CT 图像、RTSS、RTPlan、两张 DR 图像和两张 DRR 图像。

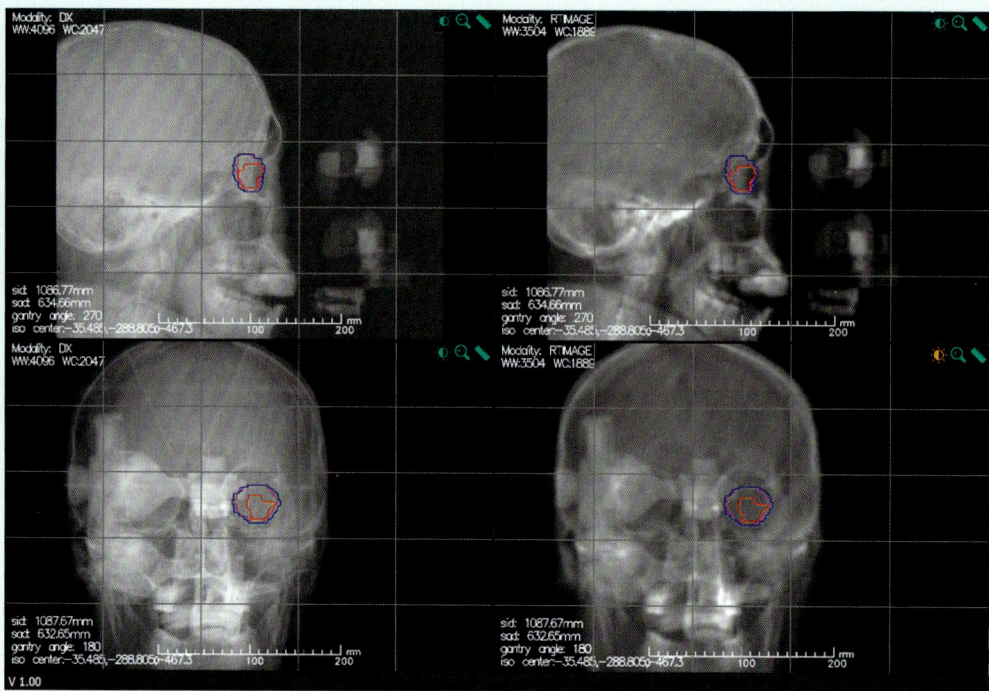

图 4-25-3　DR 配准图片

有手动配准和自动配准两种配准方式，可重置 DRR 图像至初始状态，配准结束后可以导出到 OIS 系统。图像显示方式分为对比模式和重叠模式，提供设置伪色彩功能，方便手动配准。

（2）图像配准

图像导入后，可自动或手动配准图像。手动配准支持在 X 轴、Y 轴、Z 轴三个方向的平移，以及绕着 X 轴、Y 轴、Z 轴三个轴的旋转。手动配准需经主管医师确认，方可执行治疗。自动配准后须进行移床操作。在自动配准移床完成后，进行再拍片、再验证。

第五篇
特殊患者碳离子治疗

第二十六章　分割靶区病灶肿瘤患者放射治疗

一、单一大病灶分割靶区的原因

无论是使用主动式束流配送系统还是被动式束流配送系统，由于甘肃省武威肿瘤医院重离子中心碳离子治疗系统治疗头提供的最大开野尺寸为 200 mm × 200 mm，所以当靶区尺寸大于 200 mm × 200 mm 时，就不能用一个射野将其完全覆盖，而且考虑半影的影响，在实际治疗中，当肿瘤尺寸大于 120 mm × 120 mm 时，即采用分割方法（图 5-26-1）。

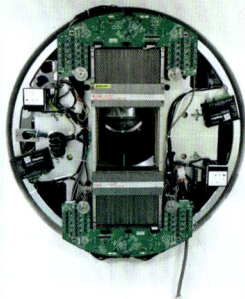

图 5-26-1　均匀扫描终端治疗头结构

针对这种情况，医师会与物理师沟通，通过将单一靶区分割为多个靶区，以实现对靶区的完整照射，并提高肿瘤的覆盖率。这种情况被称为单一大病灶分割靶区。

图 5-26-2 是一个典型的单一大病灶分割靶区，可以很清楚地看到一个靶区被人为地分割成了 4 部分。

二、单一大病灶分割靶区辨别标准

放射治疗技师可从治疗报告单、ciGPS 配准图像判断患者治疗的靶区是否为单一大病灶靶区。

1. 治疗报告单

查询治疗报告单，翻阅患者 BEV 视图，观察形状，当邻近靶区的 BEV 视图为直线边缘，即可判定为分割靶区（图 5-26-3）。

非单一大病灶分割的靶区其边缘大都不规则。

2. ciGPS 配准图像

在 ciGPS 配准系统上可直接通过靶区勾画图像判断是否为单一大病灶分割靶区。相邻靶区紧贴且边缘平直，即可判定为单一大病灶分割靶区。

患者的靶区被平直的线条划分成了 4 部分，这就是典型的单一大病灶分割靶区，见图 5-26-4。

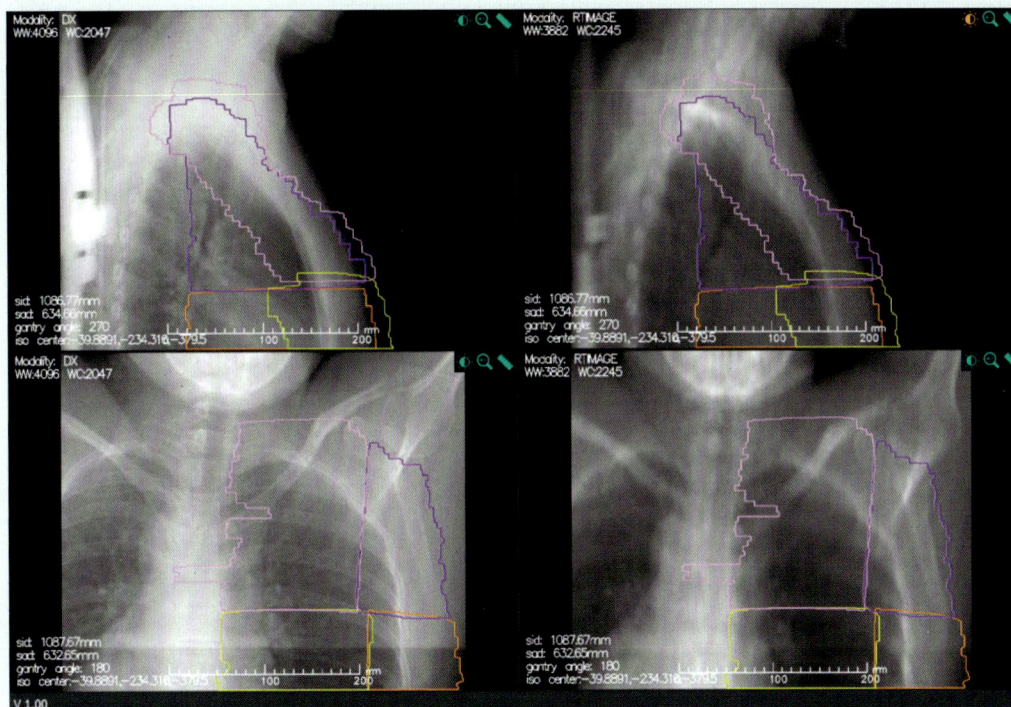

图 5-26-2　单一大病灶分割靶区

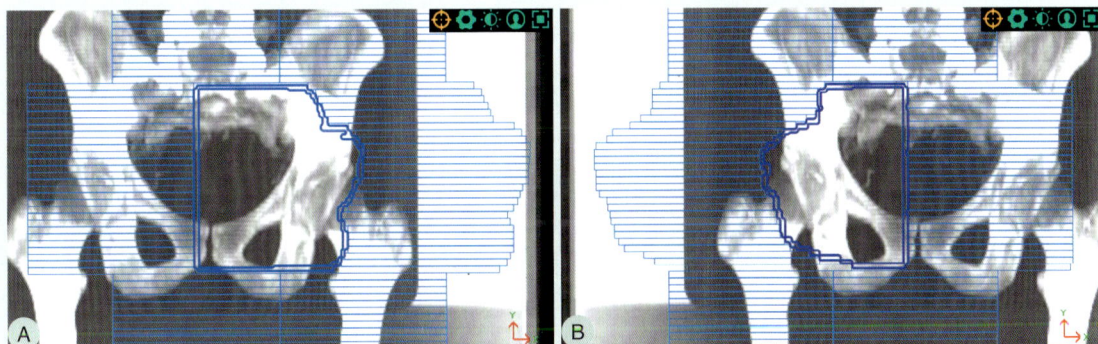

图 5-26-3　BEV 视图

综合这些证据，放射治疗技师就能在治疗前判断出患者的计划是否是单一大病灶分割靶区。

三、单一大病灶分割靶区的分类及相应的标准操作流程

单一大病灶分割靶区与常规靶区摆位配准方法一致，对齐患者体表标记线和靶线后，使用 ciGPS 系统配准，具体操作可见相关章节。

然而，为了保证治疗的最大效益，单一大病灶分割靶区有特殊处置方式。

配准时，首先翻阅计划排程，确认单一大病灶分割的相邻靶区没有同时治疗，则每个靶区都应独立配准。

如果单一大病灶分割的各个靶区同时治疗，则要根据单一大病灶分割靶区的分割情况进行相应处理。

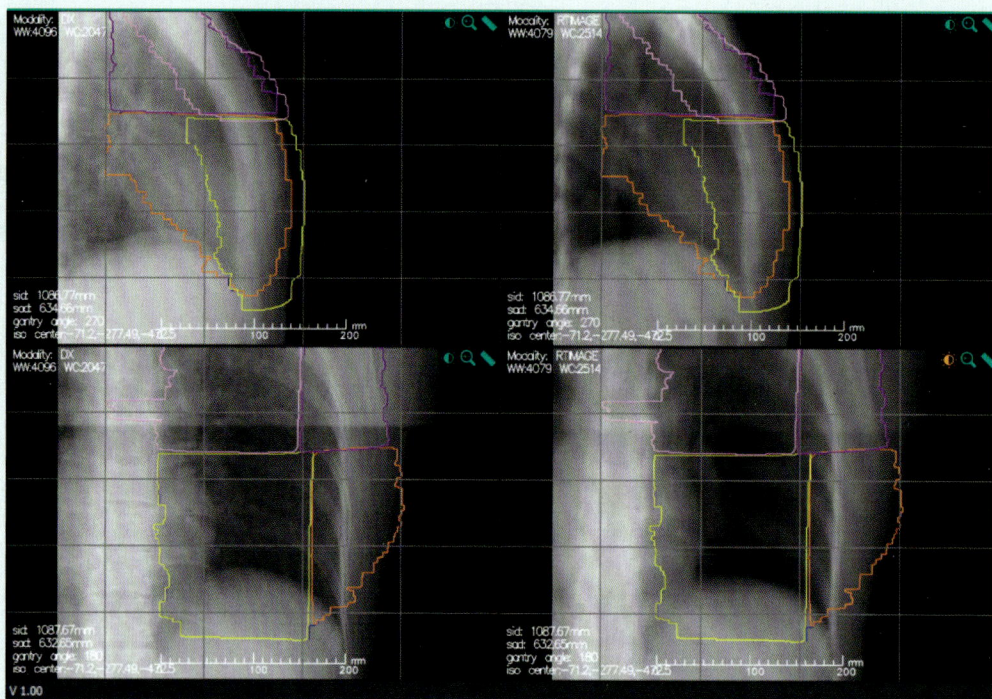

图 5-26-4　单一大病灶分割靶区

1. 各分割靶区距离较近，可在一套配准图像上显示

对于可以在一套配准图像上显示的多个分割靶区，其中一个分割靶区完成配准后，可将此靶区的治疗移床数据直接套用到其他分割靶区上（图 5-26-5）。

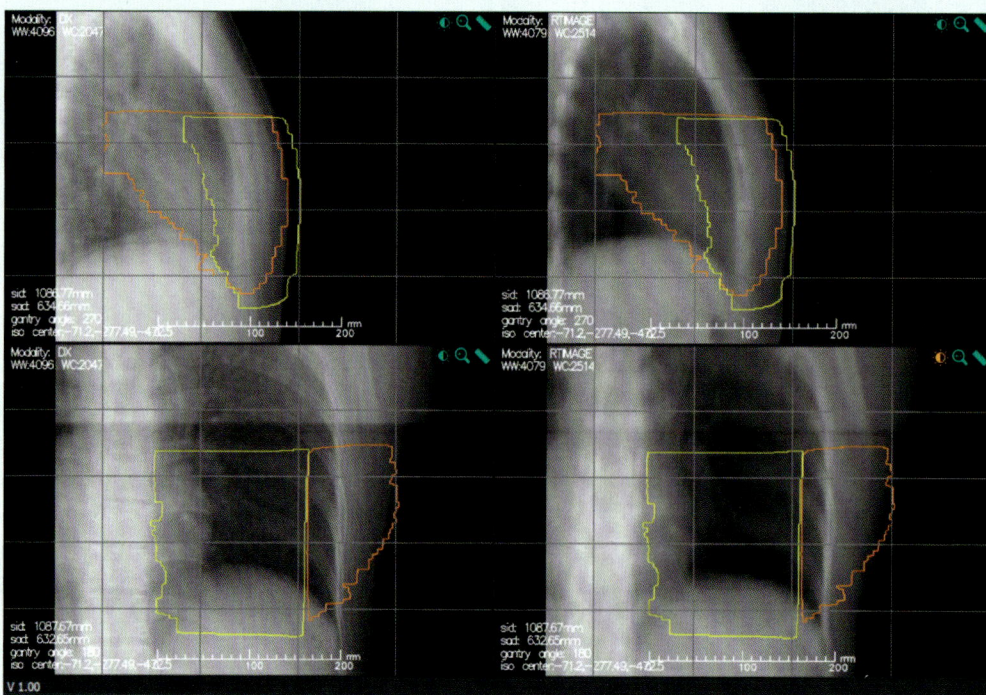

图 5-26-5　分割靶区配准

采用同一套移床数据的好处是可以避免相邻分割靶区因为移床数据不同，实际治疗位置叠加，形成超高剂量区。

2. 各分割靶区距离较远，无法在一套配准图像上显示

对于不能在一套配准图像上显示的多个分割靶区，要对每个分割靶区单独配准。虽然此方法会形成少量高剂量区，但整体的治疗精度可以得到最大的保证（图 5-26-6）。

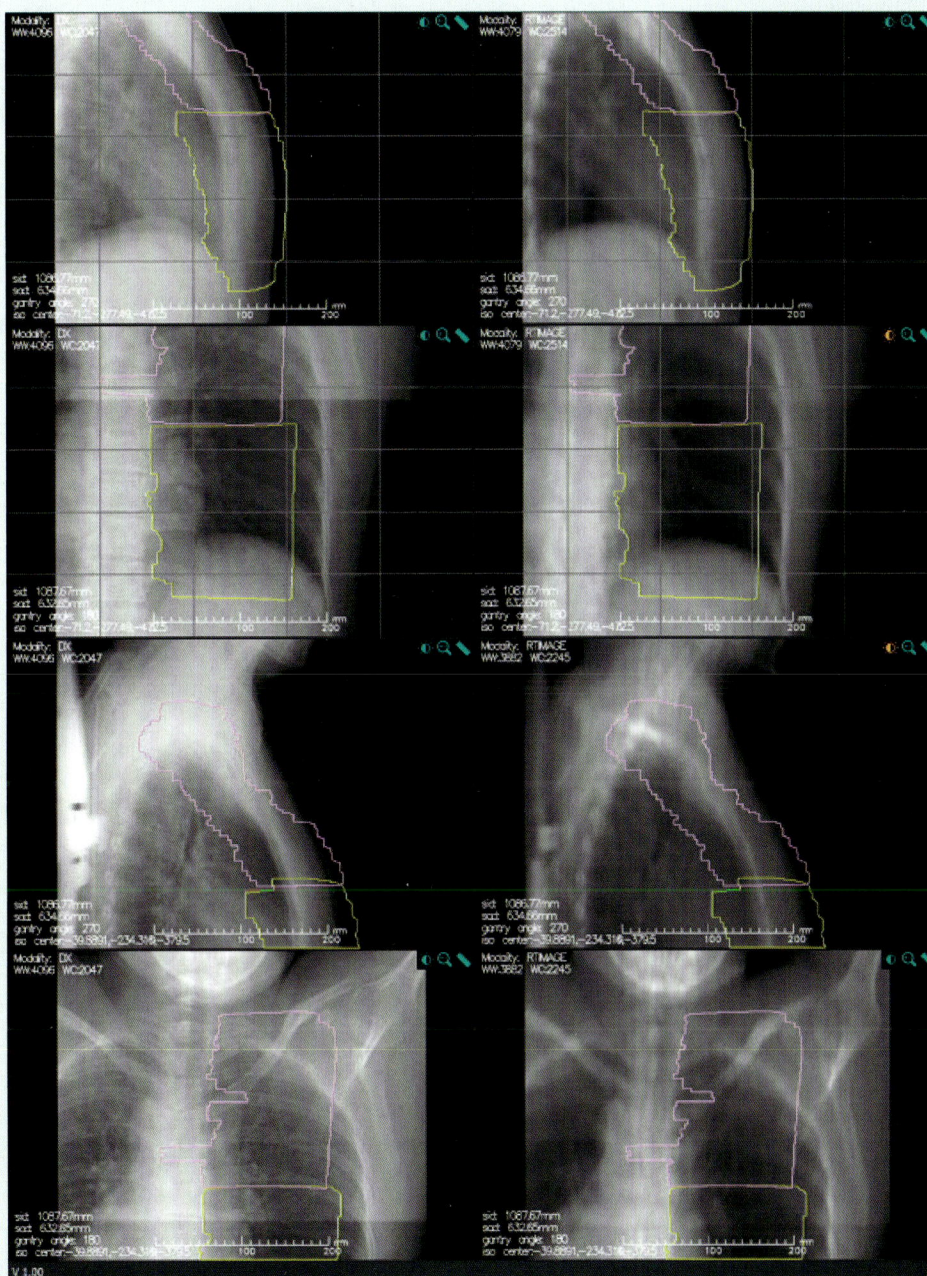

图 5-26-6 每个分割靶区单独配准

⚏ 四、单一大病灶分割靶区碳离子治疗流程

单一大病灶分割靶区碳离子治疗流程见图 5-26-7。

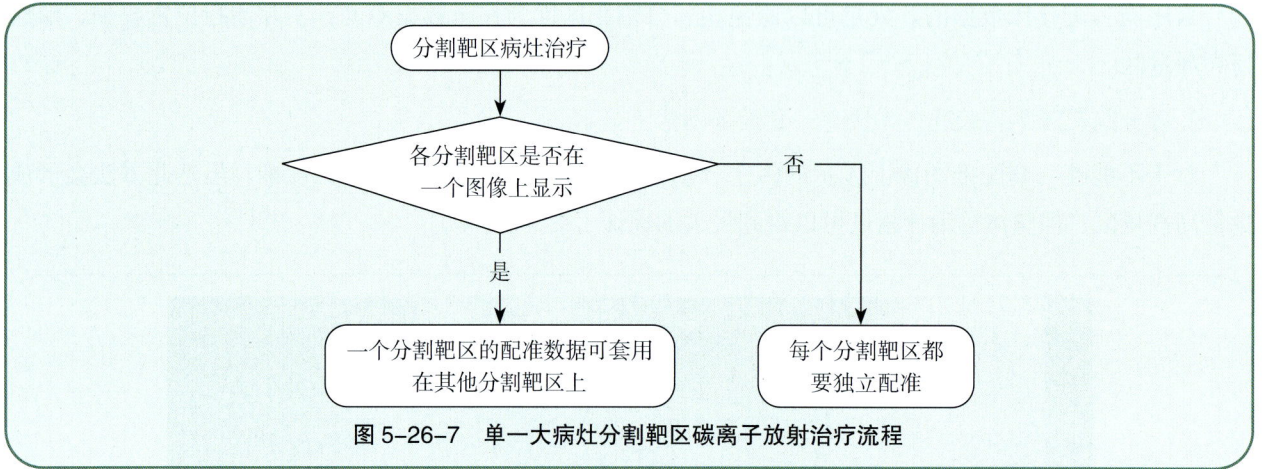

图 5-26-7　单一大病灶分割靶区碳离子放射治疗流程

分割靶区病灶治疗

各分割靶区是否在一个图像上显示

否

是

一个分割靶区的配准数据可套用在其他分割靶区上

每个分割靶区都要独立配准

第二十七章　单靶区患者放射治疗

一、头颈部单靶区患者

（1）将体位固定装置置于治疗床板上，并用激光灯对齐方式把体位固定装置摆正。

（2）将患者使用的头枕或发泡胶固定垫放在固定装置的相应部位，指导患者坐于治疗床上，放射治疗技师协助其慢慢向后躺下，仔细调整患者位置使其与头枕或固定垫吻合。

（3）给患者戴上头颈肩热塑膜，嘱咐患者轻微移动下颌和颈部位置，调整热塑膜与患者轮廓使其贴合，锁紧固定锁扣。

（4）移动治疗床使激光灯对齐治疗靶区十字。

（5）移动 DR，分别拍摄正侧位验证片，并与定位 CT 数字重建放射影像正侧位片进行匹配，头颈部的摆位误差应在 3 mm 以内（图 5-27-1）。

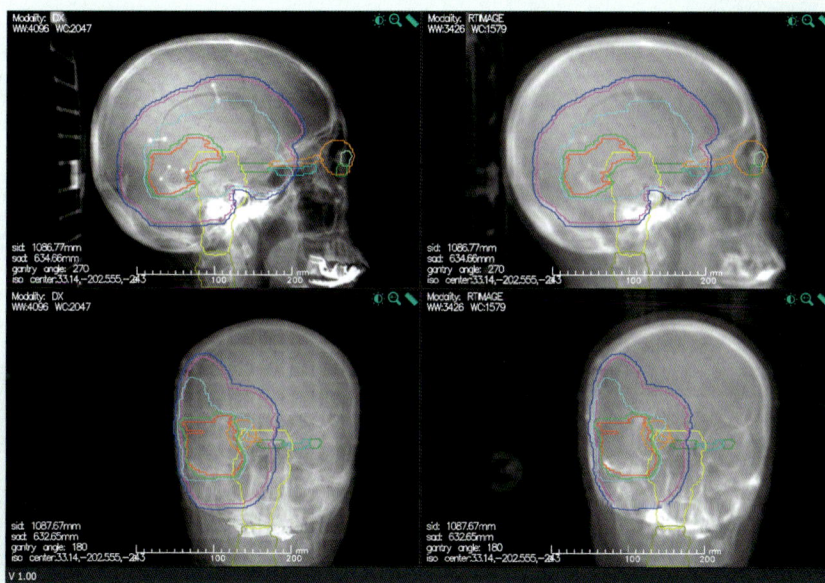

图 5-27-1　头颈部图像配准

（6）如摆位误差大于 3 mm，应根据误差值重新调整患者位置，进行二次图像配准。

（7）根据患者计划安装补偿器托架，装入相对应的补偿器。

（8）确认治疗室无异常。

（9）治疗实施前须再次核对患者信息、计划信息等，治疗中须密切观察患者情况，如有异常及时暂停。

（10）治疗结束，放射治疗技师做好当天当次治疗记录。

二、胸、腹、盆腔部单靶区患者

（1）找到患者热塑体膜或负压真空垫，将固定装置放置在治疗床上。

（2）根据治疗计划让患者采取仰卧位或俯卧位，移动治疗床前后方向，用激光灯先对准负压真空垫两侧的竖线，再调整患者位置使身体两侧的标记线与负压真空垫两侧的标记线重合，扣紧体膜对准靶线（图 5-27-2）。

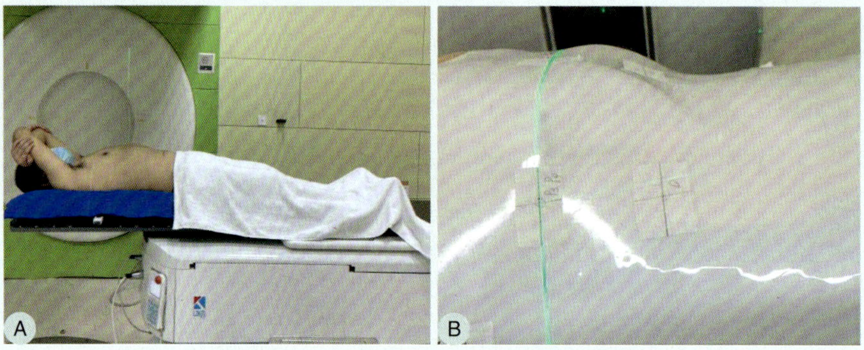

图 5-27-2　胸、腹、盆腔部肿瘤患者摆位

（3）摆位过程中应与患者进行简单的交流，使患者身体放松、情绪稳定、积极配合摆位，摆位完成后，嘱咐患者保持身体不动。

（4）两名放射治疗技师再次共同确认固定装置及辅助治疗装置使用正确、摆位准确。

（5）摆位过程中注意观察固定患者的真空垫有无变软、变形及热塑体膜是否过松或过紧，如有异常应停止治疗并及时告知主管医师。

（6）移动 DR，分别拍摄正侧位验证片，并与定位 CT 数字重建放射影像正侧位片进行匹配。如各方向误差小于 5 mm，则摆位通过，实施治疗。如摆位误差大于 5 mm，根据误差值重新调整患者位置，进行二次图像配准（图 5-27-3、图 5-27-4）。

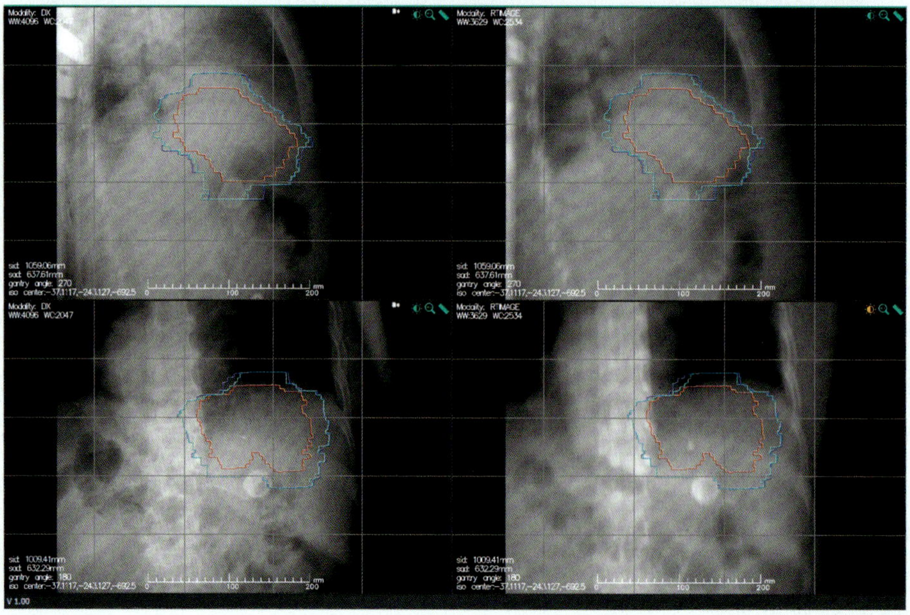

图 5-27-3　胸、腹部图像配准

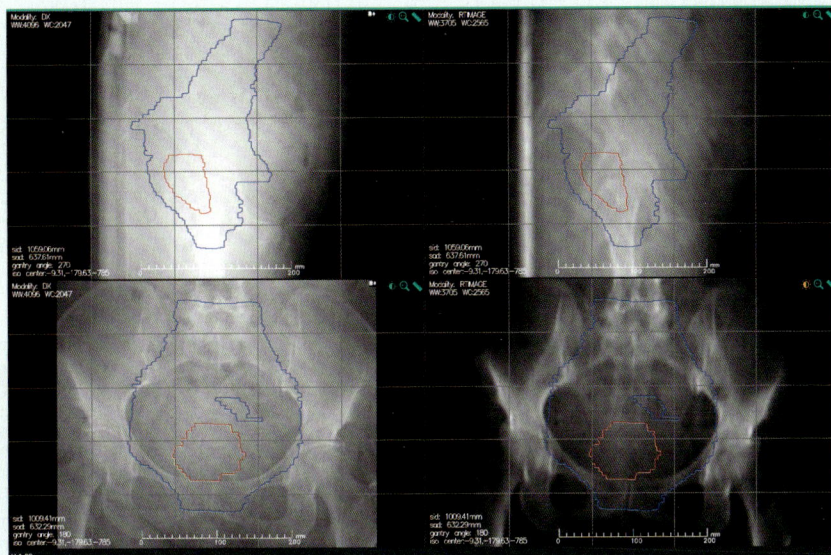

图 5-27-4　盆腔部图像配准

（7）一名放射治疗技师按照治疗单信息输入该患者全部射野参数和指令，经另一名放射治疗技师核对无误后按键执行。

（8）治疗中有一名放射治疗技师全程观察监视器内患者举动，如遇异常举动应立即终止治疗，将患者安全转移出治疗室并与主管医师联系，记录有关参数。

（9）如遇治疗中机器故障中断治疗，立即启动应急预案。

（10）治疗结束，放射治疗技师做好当天当次治疗记录。

三、四肢部单靶区患者

（1）根据患者定位及治疗要求，准确无误地找出患者当前治疗计划所对应的定位设备，明确定位申请单特殊医嘱要求，将定位设备固定于治疗床上，开始下一步摆位操作。

（2）四肢部肿瘤患者因肿瘤深度不够，通常情况下需额外设置组织补偿膜，故在摆位时严格把控组织补偿膜位置，反复核对标记线，将补偿膜充分贴合皮肤表面，确保补偿膜完全包裹肿瘤靶区（图 5-27-5）。

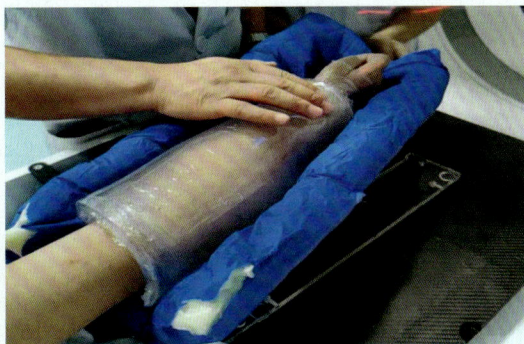

图 5-27-5　四肢部肿瘤患者摆位

（3）因定位技师与治疗技师并非同一班工作人员，治疗技师对患者定位的情况了解不足，故摆位过程中治疗技师应与定位技师及患者进行充分的有效沟通，使患者身体放松、情绪稳定、积极配合摆位，确保患者摆位与定位时高度一致。摆位完成后，嘱咐患者保持身体不动。

（4）摆位完成后进行治疗前体位校准，拍摄正交位（0°和90°）DR平片，上传ciGPS图像配准系统进行配准。治疗技师根据治疗计划报告确定当前患者计划靶区（planning target volume，PTV）的外扩量，特殊医嘱要求精确摆位的情况下，六维摆位误差要求为：平移误差≤3 mm，旋转误差≤0.7°；无特殊医嘱情况下六维摆位误差要求为：平移误差≤5 mm，旋转误差≤1°（图5-27-6）。

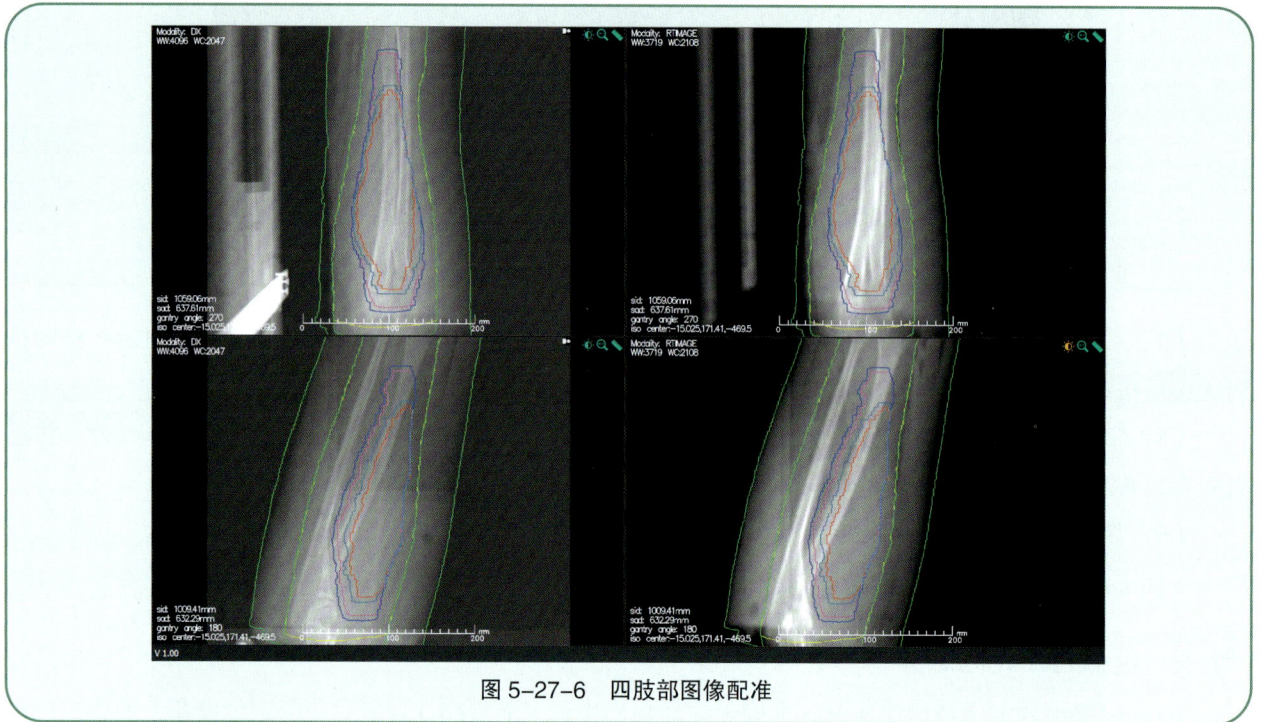

图5-27-6　四肢部图像配准

（5）治疗技师配准完成交由现场配准审核医师进行最终审核，如不满足临床治疗要求，查找原因并进行重新调整或重新摆位，直至审核医师审核通过后，放射治疗技师方可按照治疗单信息输入该患者全部射野参数和指令，经另一名放射治疗技师核对无误后开始执行患者碳离子治疗。

（6）治疗中治疗技师通过视听监控系统全程监测患者治疗状态，如有异常举动应立即暂停治疗，及时进入治疗室与患者进行沟通，并根据实际情况判断是否继续治疗，如无法继续治疗，将患者安全转移出治疗室并与主管医师联系，记录有关参数。如遇治疗中机器故障中断治疗，立即启动应急预案。

（7）治疗结束，放射治疗技师做好当天当次治疗记录。

第二十八章　多靶区患者放射治疗

各部位多靶区的摆位操作和单靶区的摆位操作相同，不同的是图像配准次数增加。摆位前与患者进行沟通，让患者清楚使用 DR 位置验证的重要性。多靶区应"一靶一配"，即每次治疗、每个靶区均进行配准。

一、头颈部图像配准

头颈部图像配准以 DR 平片肉眼可见的骨性标记为准，如鼻尖、颅骨、颈椎等，六维摆位误差的容忍范围为平移误差 ≤ 3 mm、旋转误差 ≤ 1°，如遇特殊医嘱情况，根据医嘱情况在每次配准时进行精确摆位及配准，当配准摆位误差过大或临床医师审核不通过时，治疗技师配合现场审核医师查找当前摆位原因，进行二次配准，必要时进行二次摆位，直至满足临床治疗的要求方可进行治疗（图 5-28-1）。

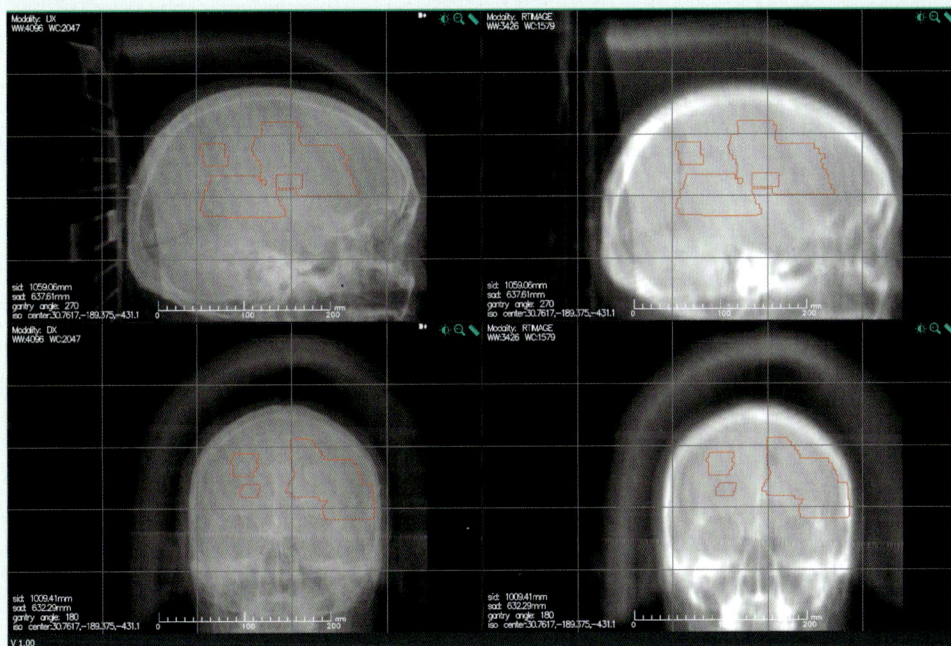

图 5-28-1　头颈部图像配准

二、胸、腹、盆腔部图像配准

胸、腹、盆腔部图像配准以骨性标记为准。胸部主要以胸椎椎体、胸骨、肋骨等，如无法同时匹配，在满足临床治疗的要求下，以治疗靶区附近的骨性标记为基准进行配准。腹部主要以椎体、部分肋骨等，腹部骨性标记较少，为保证有充分的骨性标记，应匹配较大的 DR 片射野。盆部主要以整个骨盆的形态为准，盆部骨性标记充分，平移误差及旋转误差清晰可见，且摆位较易，精度较高。胸、腹、盆腔部常规的配准摆位误差要求为：平移误差 ≤ 5 mm、旋转误差 ≤ 1°（图 5-28-2、图 5-28-3）。

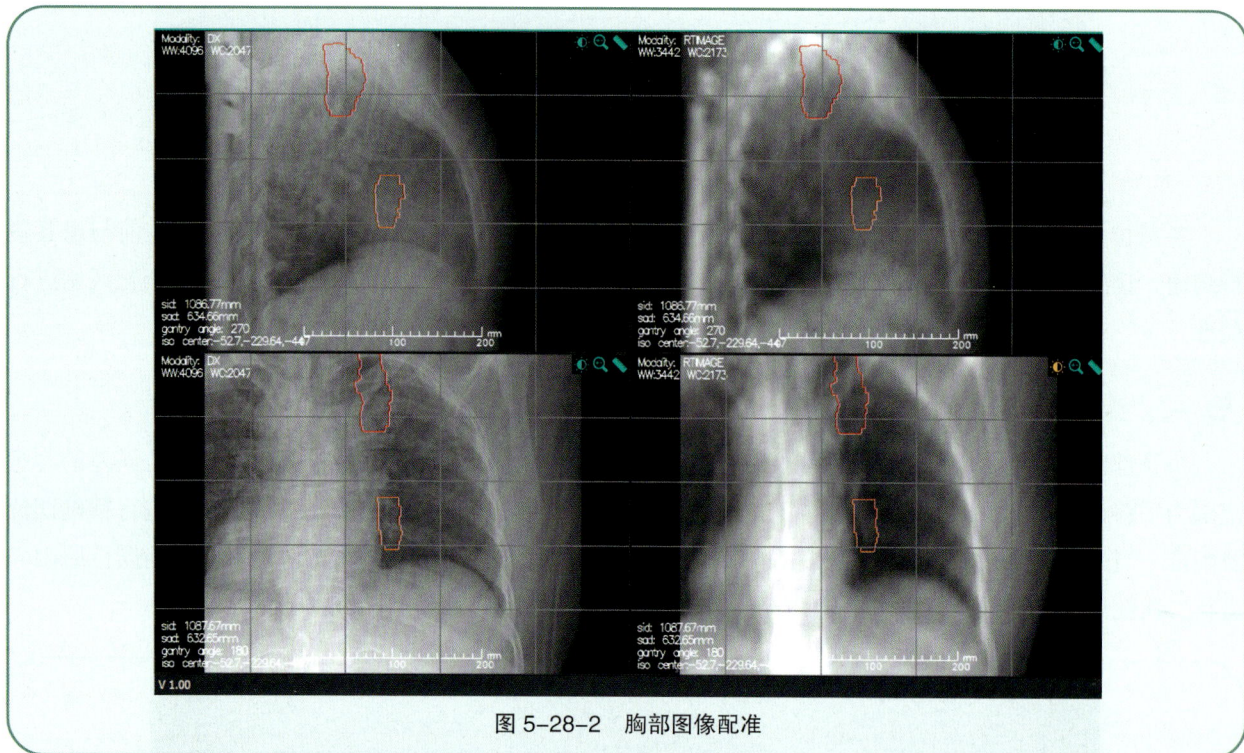

图 5-28-2　胸部图像配准

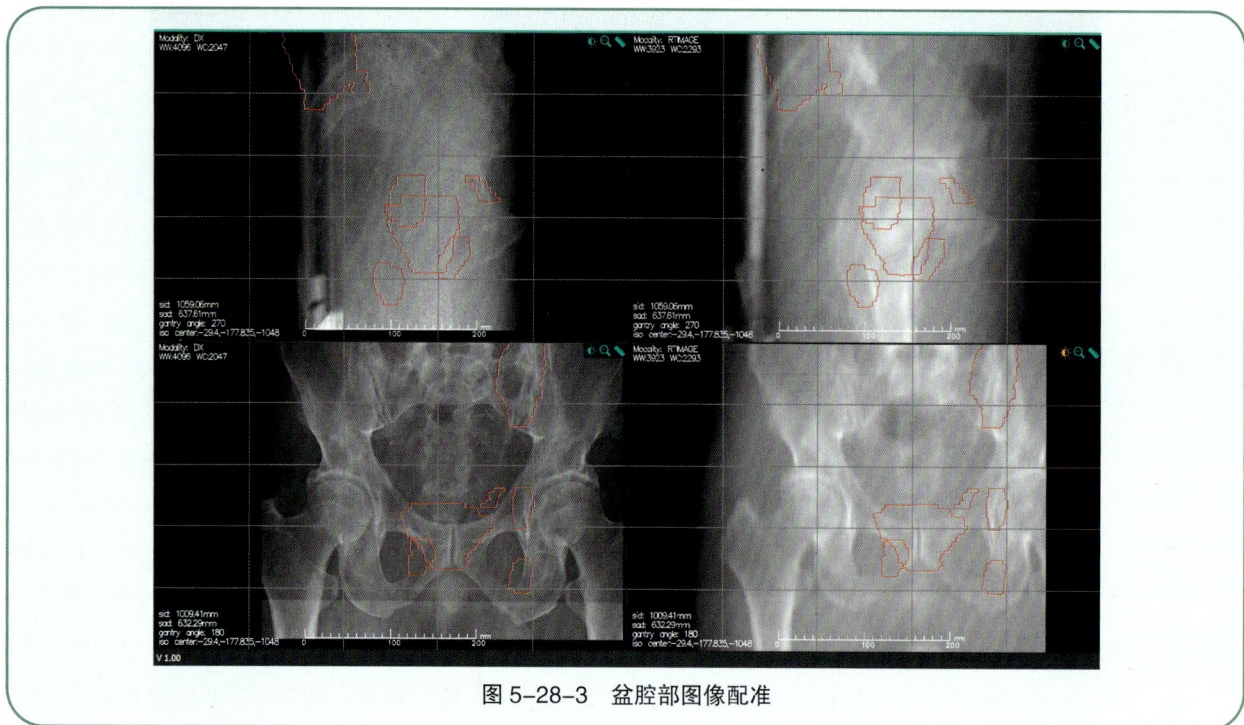

图 5-28-3　盆腔部图像配准

三、四肢部图像配准

　　四肢部图像配准以骨性标记为准，配准所需的骨性标记因肿瘤部位而异，但均以与治疗靶区毗邻的骨性标记为准，主要有胫骨、腓骨、尺骨、桡骨、肱骨、股骨、膝关节、肘关节等。当病灶位于肱骨或股骨中段时，配准难度较大，正常 DR 可视范围下，平片可见一根质地均匀、粗细一致的长骨，配准平移及旋转方向变化不明显，此时，需要增大配准用 DR 片的可视范围，保证长骨两端的股骨头充分暴露，即可正常配准。特殊医嘱要求精确摆位的情况下，六维摆位误差要求为：平移误差 ≤ 3 mm，旋转误差 ≤ 0.7°；无特殊医嘱情况下六维摆位误差要求为：平移误差 ≤ 5 mm，旋转误差 ≤ 1°（图 5-28-4）。

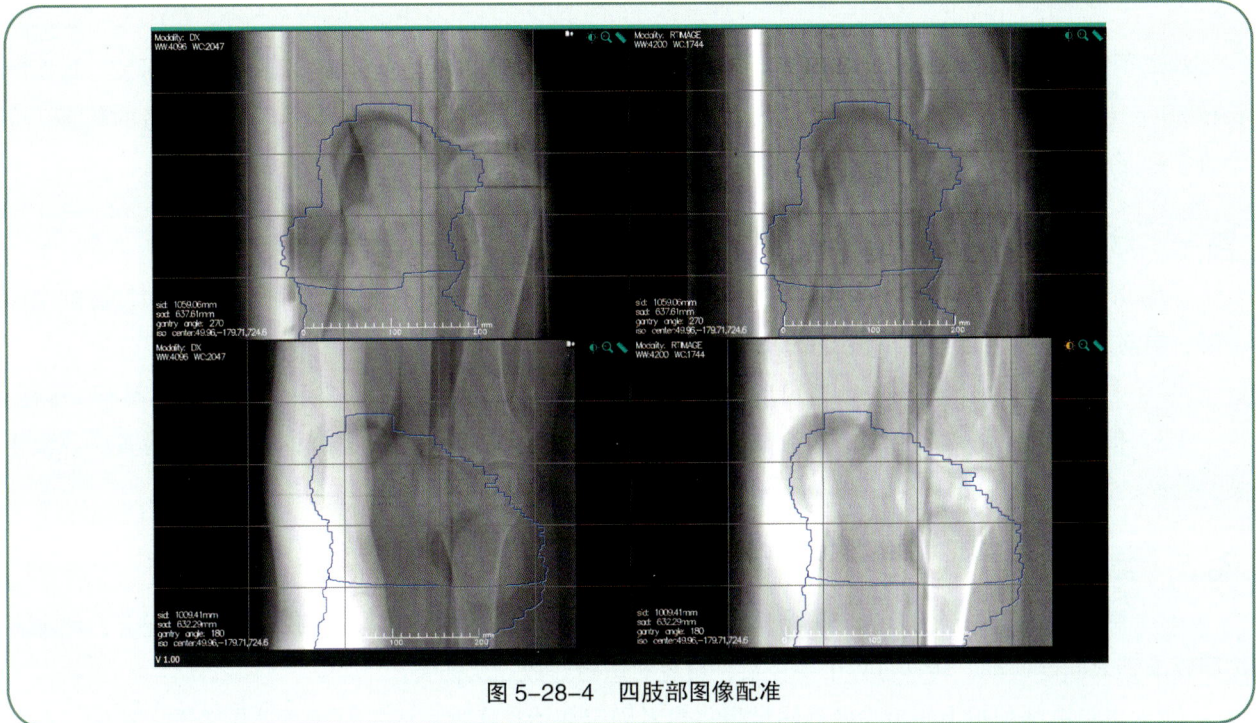

图 5-28-4　四肢部图像配准

第二十九章　危重患者的碳离子治疗

碳离子特殊危重患者一般无意识，无行动能力，且随时具有生命危险。碳离子治疗时间长，每次时长在 30 ~ 120 分钟，在治疗的过程中需要专业的医护团队配合放射治疗技师，随时监控患者的状态，充分协作来完成患者的治疗，为确保诊疗工作安全进行，特制定此流程。

一、治疗前的特殊准备

（1）特殊危重患者在首次治疗前，放射治疗技师与主管医师做好充分的沟通，对患者病情做到全面了解，提前安排好患者治疗时间段，评估好患者治疗所需的总时间。

（2）主管医师提前半小时电话通知当日治疗的技师做好时间安排，在 OIS 系统做好该患者当日排程。

（3）提前连接好心电监护仪，检查氧气配套设备、监控配套设备是否完好，告知护士检查好急救物品及药品，做好急救准备。

二、摆位和位置验证的特殊操作

（1）患者需要转移至治疗床时，由至少两名护士、主管医师和两名放射治疗技师协同配合，使患者按照要求躺入固定模具，转移过程中要轻柔，避免对患者造成二次伤害。

（2）主管医师和护士用至少两条固定带将患者固定在治疗床上（固定时注意动作轻柔、适度，避免给患者造成不适），防止患者坠床。

（3）由 ICU 另一名护士和主管医师连接心电监护仪、接通氧气，此项工作和摆位同时进行，尽可能缩短出束前的准备时间（图 5-29-1）。

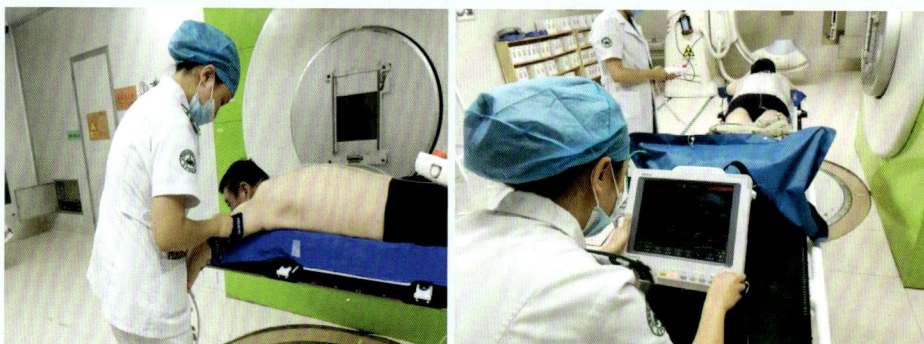

图 5-29-1　危重患者治疗前的准备

（4）放射治疗技师将监控调节在合适的位置，确保监控上心电监护仪显示数据清晰、明了、无死角，能清楚查看患者肢体及面部情况，及时动态掌握患者情况。

（5）一名技师负责完成 DR 拍片，另一名技师随时观察治疗系统监控中患者的情况，护士和主管医师随时注意心电监护仪显示动态，有任何异常情况通知技师，随时终止治疗。

三、治疗时的特殊操作

（1）出束前，主管医师和放射治疗技师进入治疗室，查看患者状态，做好治疗前的安抚和叮嘱。

（2）出束过程中一名放射治疗技师随时观察治疗系统监控中的患者情况，护士和主管医师随时注意心电监护仪，有任何异常情况随时终止治疗。

四、治疗完成后的护理和转运

（1）出束结束后，及时用对讲系统向患者说明，并通过监控随时观察患者状态。

（2）等治疗室剂量衰减至辐射剂量安全水平以下，放射治疗技师和主管医师进入治疗室，查看患者情况，协同将患者转移至转运床。

五、特殊危重患者碳离子治疗流程

特殊危重患者碳离子治疗流程见图 5-29-2。

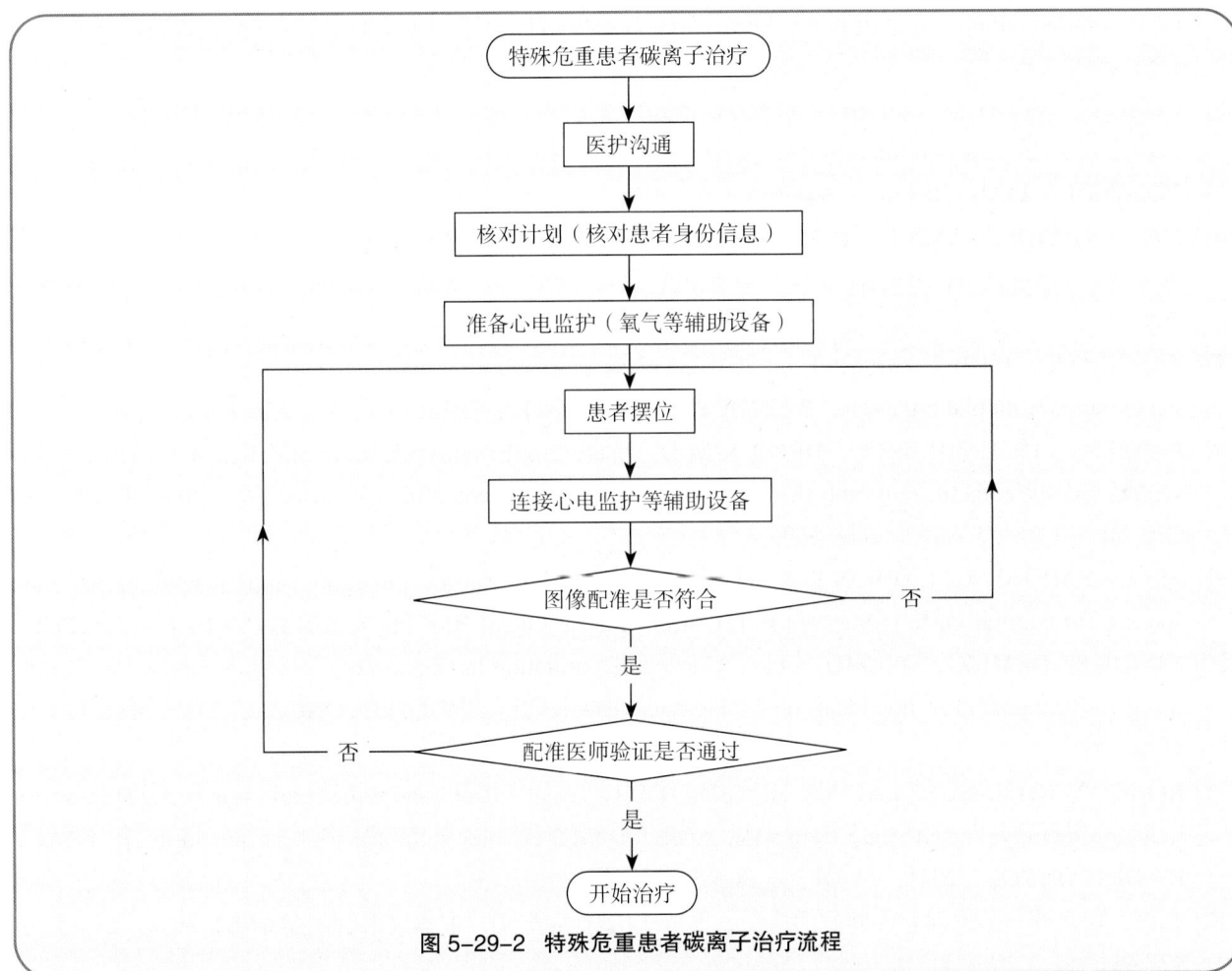

图 5-29-2　特殊危重患者碳离子治疗流程

参考文献

[1] SAKAI M, KUBOTA Y, SAITOH J I, et al. Robustness of patient position ing for interfractional error in carbon ion radiotherapy for stage I lung cancer: Bone matching versus tumor matching[J]. RADIOT HER ONCOL, 2018, 129（1）: 95-100.

[2] YOKOYAMA A, KUBOTA Y, KAWAMURA H, et al. Impact of inter-fraction al anatomical changes on dose distributions in passive carbon-ion radiotherapy for prostate cancer: comparison of vertical and horizontal fields[J]. FRONT ONCOL, 2020, 10（1264）.

[3] ZHANG Y S, LI X J, ZHANG Y H, et al. Carbon ion radiotherapy for bla dder cancer: a case report[J]. WORLD J CLIN CASES, 2021, 9（26）: 7833-7839.

[4] GIERGA D P, BREWER J, SHARP G C, et al. The correlation betw een internal and external markers for abdominal tumors: imp licati ons for respiratory gating[J]. INT J RADIAT ONCOL, 2005, 61（5）: 1551-1558.

[5] DONG F, WENG X, DENG X, et al. Clinical utility of a new immobili zation method in image-guided intensity-modulated radiotherapy fo r breast cancer patients after radical mastectomy [J]. J X-RAY SCI TECHNOL, 2022, 30（4）: 641-655.

[6] MOR I S, SHIBAYAMA K, TANIMOTO K, et al. First clinical exper ience in carbon ion scanning beam therapy: retrospective analysis of patient positional accuracy [J]. J RADIAT RES, 2012, 53（5）: 760-768.

[7] TASHIRO M, ISHII T, KOYA J, et al. Technical approach to in dividu alized respiratory-gated carbon-ion therapy for mobile organs[J]. RADIOL PHYS TECHNOL, 2013, 6（2）: 356-366.

[8] LANG S, LINSENMEIER C, BROWN M L, et al. Implementation and validation of a new fixation system for stereotactic radiation therapy: an analysis of patient immobilization [J]. PRACT RADIAT ONCOL, 2015, 5（6）: e689-e695.

[9] MA L, SAHGAL A, LARSON D A, et al. Impact of millimeter-level marg ins on peripheral normal brain sparing for gamma knife radiosurge ry [J]. Int J Radiat Oncol Biol Phys, 2014, 89（1）: 206-213.

[10] YUSUKE, DEMIZU, OSAMU, et al. Unexpected radiation laryngeal necr osis after carbon ion therapy using conventional dose fractionati on for laryngeal cancer [J]. JPN J CLIN ONCOL, 2015, 45（11）: 1076-1081.

[11] RONG Y, ROSU-BUBULAC M, BENEDICT S H, et al. Rigid and deformable image registration for radiation therapy: a self-study evaluation guide for NRG oncology clinical trial participation[J]. PRACT RA DIAT ONCOL, 2021, 11（4）: 282-298.

[12] 孔琳, 陆嘉德. 头颈部恶性肿瘤的质子、重离子治疗实践 [J]. 中华放射肿瘤学杂志, 2016, 25（5）: 427-431.

[13] 黄虹, 陈炫光, 林志悦, 等. 前列腺癌调强放疗中四种固定方式的摆位精度对比 [J]. 中华肿瘤防治杂志, 2022, 29（19）: 1422-1426.

[14] 蒋国梁. 质子和重离子放疗在中国 [J]. 中华放射医学与防护杂志, 2016, 36（8）: 561-563.

[15] 国家癌症中心/国家肿瘤质控中心. CT 模拟机质量控制指南 [J]. 中华放射肿瘤学杂志, 2022, 31（8）:

677-684.

[16] 李明，吴建亭，王君辉，等. 肿瘤放射治疗中图像引导方式研究进展 [J]. 生物医学工程与临床，2022，26（5）：652-657.

[17] 中华医学会放射肿瘤治疗学分会放疗技术学组，中国医师协会医学技师专业委员会. CT 模拟定位技术临床操作指南中国专家共识（2021 版）[J]. 中华放射肿瘤学杂志，2021，30（6）：535-542.

[18] 国家癌症中心 / 国家肿瘤质控中心. 放射治疗记录与验证系统质量控制指南 [J]. 中华放射肿瘤学杂志，2020，29（11）：925-931.

[19] 赫捷，王绿化，李晔雄，等. 放射治疗质量控制基本指南 [J]. 中华放射肿瘤学杂志，2018，27（4）：335-342.

[20] 李万国，朱芳芳，祁英，等. 碳离子治疗系统放射治疗 100 例恶性肿瘤患者摆位误差分析 [J]. 肿瘤学杂志，2022，28（8）：696-698.

[21] 华传礼，臧首育，王增才，等. 热塑膜体位固定在不同体重指数胸部肿瘤放疗患者中的应用效果 [J]. 中国临床医生杂志，2022，50（8）：919-922.

[22] 刘明治，许森奎，刘镖水. Unity 影像评估脑部肿瘤放疗应用开孔面罩体位固定的可行性观察 [J]. 中华肿瘤防治杂志，2022，29（12）：915-920.

[23] 万宝，杨旭，郇福奎，等. 肺癌和食管癌两种不同放疗体位锁骨上区摆位误差比较 [J]. 中华放射肿瘤学杂志，2022，31（3）：272-276.

[24] 黄志兵，周军，李东春，等. 不同固定方式对不同解剖部位肺癌放疗摆位误差分析 [J]. 中华肺部疾病杂志（电子版），2021，14（6）：817-819.

[25] 许森奎，姚文燕，胡江，等. 鼻咽癌发泡胶个体化塑形与标准化头枕放疗体位固定精确度比较 [J]. 中华放射肿瘤学杂志，2015，24（2）：196-199.

[26] 李林涛，吴大可，王首龙，等. 一种新型分腿固定器的设计与实现 [J]. 中国医疗设备，2017，32（3）：83-85.

[27] 罗海锋，赵瑞娟，李晶晶，等. 热塑膜固定联合十字标记法在腹部肿瘤放疗中的应用价值 [J]. 当代医学，2021，27（33）：129-130.

[28] 张校铭，秦勤，李军烽，等. 4 种不同固定技术在头颈部肿瘤放疗中的摆位误差比较 [J]. 医疗卫生装备，2021，42（8）：49-52.

[29] 王佳琦，杨敬贤，于松茂，等. 肺癌放疗两种体位固定技术摆位误差比较 [J]. 中国医疗设备，2021，36（4）：53-56.

[30] 吴迪，李忠伟，张九堂，等. 放疗定位装置的质控内容与质控管理 [J]. 中国医学物理学杂志，2021，38（1）：99-102.

[31] 吴建东，陈秀英，洪金省，等. 辅助体表标记摆位方法在胸腹部超重患者中的应用 [J]. 中华放射肿瘤学杂志，2020，29（12）：1091-1095.

[32] 杨海芳，刘建平，王志武，等. 多等中心调强计划在双侧乳腺癌放射治疗中的应用 [J]. 中华肿瘤防治杂志，2020，27（19）：1548-1553.

[33] 傅万凯，刘利彬，陈彩霞，等. 发泡胶枕在鼻咽癌调强放疗中的应用 [J]. 现代肿瘤医学，2020，28（19）：3413-3416.

[34] 艾秀清，王雪，唐成琼，等. 乳腺癌保乳术后调强放射治疗不同配准方法摆位精度的临床研究 [J]. 癌症进展，2020，18（15）：1578-1580，1588.

[35] 李钰，高岩，刘世龙，等. 宫颈癌患者的膀胱充盈度一致性对放疗摆位误差的影响 [J]. 中国辐射卫生，2020，29（3）：305-308.

[36] 刘礼东，杨振，钟美佐，等. 肿瘤放疗中塑形垫结合热塑网膜体位固定方式的摆位误差研究 [J]. 中国肿瘤临床，2020，47（4）：198-201.

[37] 邱云芳，谢国栋，葛琴，等. 改良式体位固定技术在胸腹部肿瘤放疗中的应用 [J]. 现代肿瘤医学，2020，28（3）：462-464.

[38] 曹飞，赵永亮，李明，等. 宫颈癌放疗仰、俯卧位固定下的摆位误差及剂量学差异探讨 [J]. 现代肿瘤医学，2019，27（21）：3862-3865.

[39] 李万国，祁英，张雁山，等. 颅内肿瘤碳离子放射治疗中新型体位固定系统的应用 [J]. 中华肿瘤防治杂志，2023，30（5）：275-281.